守护女性荷尔蒙

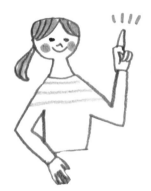

女医师教你如何

老得慢 情绪好 不发胖

〔日〕关口由纪 主编

陈圣怡 译

U0194289

SPM 南方出版传媒

广东科技出版社 | 全国优秀出版社

·广 州·

图书在版编目（CIP）数据

守护女性荷尔蒙：女医师教你如何老得慢 情绪好
不发胖 /（日）关口由纪主编；陈圣怡译 . —广州：
广东科技出版社，2020.5（2023.3 重印）
ISBN 978-7-5359-7425-9

Ⅰ.①守⋯ Ⅱ.①关⋯ ②陈⋯ Ⅲ.①雌激素－关系－
女性－健康－基本知识 Ⅳ.① R173

中国版本图书馆 CIP 数据核字 (2020) 第 031610 号

JYOSE HORMON NO CHIKARA DE KIREI WO TSUKURU HON
by YUKI SEKIGUCHI
Copyright © 2015 ASAHI SHIMBUN PUBLICATIONS INC.
All rights reserved.
Original Japanese edition published by Asahi Shimbun Publications Inc., Japan
Chinese translation rights in simple characters arranged with Asahi Shimbun Publications Inc.,
Japan through Bardon-Chinese Media Agency, Taipei.
广东省版权局著作权合同登记 图字：19-2020-016 号
本书译文由远流出版公司授权使用

守护女性荷尔蒙：女医师教你如何老得慢 情绪好 不发胖

Shouhu Nüxing He'ermeng:Nüyishi Jiao Ni Ruhe Laodeman Qingxuhao Bufapang

出 版 人：朱文清
责任编辑：高 玲 方 敏
监 制：黄 利 万 夏
特约编辑：曹莉丽
营销支持：曹莉丽
版权支持：王秀荣
装帧设计：**紫图装帧**
责任校对：陈 静
责任印制：彭海波
出版发行：广东科技出版社
　　　　　（广州市环市东路水荫路 11 号 邮政编码：510075）
销售热线：020-37592148 / 37607413
http : //www.gdstp.com.cn
E-mail：gdkjcbszhb@nfcb.com.cn
经 销：广东新华发行集团股份有限公司
印 刷：艺堂印刷（天津）有限公司
规 格：710mm×1 000mm 1/16 印张 12.5 字数 280 千
版 次：2020 年 5 月第 1 版
　　　　2023 年 3 月第 3 次印刷
定 价：59.90 元

如发现因印装质量问题影响阅读，请与广东科技出版社印制室联系调换（电话：020-37607272）。

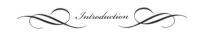

前　言

　　15 ～ 20 多岁的女性，总是精力充沛、肌肤有弹性，但是一过 30 岁，就有越来越多的人开始面临各种身体不适，或者有美容方面的烦恼。明明卵巢还很健康，分泌了大量荷尔蒙（英文名 hormone，译为激素，源于希腊文，意为"激活"），却有很多女性身体变得虚弱，无法适应荷尔蒙分泌带来的影响。

　　到了 45 ～ 55 岁，女性荷尔蒙数值会急速下降，造成更年期障碍，令女性苦不堪言；直到 55 ～ 70 岁，变化趋于平稳，原因不明的身体不适症状才会减少。保持最低限度的女性荷尔蒙数值，是避免骨骼和皮肤老化，收获健康美丽高龄期的重点。为了让自己更健康长寿，最重要的是要注意癌症的征兆，50 岁左右的女性尤其要特别小心罹患乳腺癌或子宫癌，务必定期检查，这样，即便出了问题，也能早发现、早治疗。

　　在我们体力充沛的青春时期，女性荷尔蒙能为健康和美容带来很好的效果；反之，在身心状态不佳的时期，女性荷尔蒙也会引发各种问题。锻炼身体，调适心理状态，才能将女性荷尔蒙的力量发挥到极致。请参考本书，努力提升你的女性荷尔蒙力吧！

女性医疗诊所·LUNA 集团理事长

横滨市立大学医学部泌尿科客座教授

主编　关口由纪　医学博士

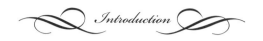

长期守护着
我们身体的
那一匙
女性荷尔蒙

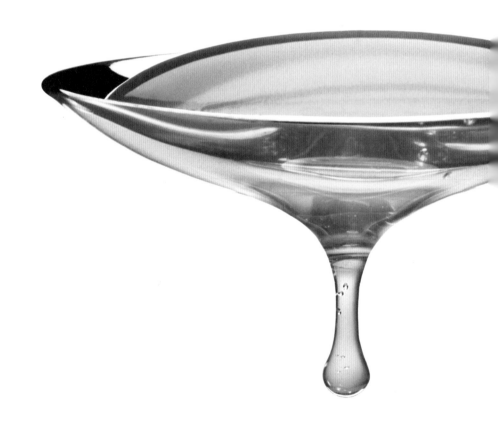

最近总觉得没什么活力，

肩膀酸痛加剧，

皮肤变得很差，

容易脾气暴躁……你是否有这些感受呢？

这些不适症状，

或许就是女性荷尔蒙减少所引发的。

女性一生中分泌的荷尔蒙，

大约只有一茶匙的分量。

女性荷尔蒙不只与怀孕、生产有关，

也是成就女性特有的体态、

滑润紧致的肌肤、

富有弹性和光泽的秀发、强壮的骨骼等，

打造美丽、健康的身体的必备之物。

我们的身体，

正是由这一点点女性荷尔蒙守护着。

35 岁以后，

女性荷尔蒙的分泌量会逐渐下降。

如果想尽可能延缓其下降速度，

让美丽和健康更持久，

就必须设法提升女性荷尔蒙力。

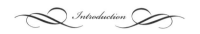
女性荷尔蒙力的
提升守则

　　所谓女性荷尔蒙力，是指保护女性青春、健康所必需的一种力量。为了使这种会随着年龄而下降的力量得以维持，并将其发挥到极致，最重要的就是养成规律的生活习惯。因此，你一定要将发挥这股力量的三个关键当作提升女性荷尔蒙力的守则，牢记在心。

Rule 1
保暖

　　体寒会使血液循环不良，引发各种不适症状。女性荷尔蒙一旦减少，女性的身体就会更容易发冷，所以一定要有相应的对策。

　　如穿上保暖的衣服、泡个澡让身体由内暖到外，摄取能够温暖心脾的食物……别忘了"体寒是万病之源"，多费点心思为身体保暖吧！

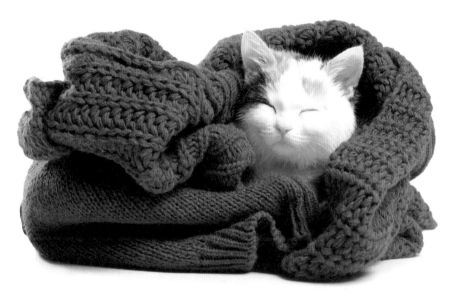

Rule 2
保湿

女性荷尔蒙也有保湿的作用，但女性荷尔蒙力慢慢下降后，我们就要靠自己来加强保湿的工作。

润肤乳和身体乳是全身保湿的必备用品。此外，最好也要学会口腔和眼球黏膜的保湿技巧。

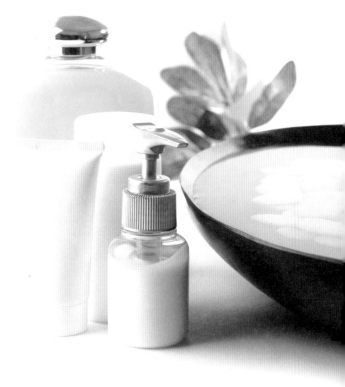

Rule 3
疗愈

忙碌的日子里，家务、工作、孩子和双亲等方面的事情是否让你感到疲惫？女性荷尔蒙一旦减少，心灵也很容易变得疲惫不堪。找到适合自己的放松方法，抚慰疲劳的身心，才能避免压力囤积，不让自己过度疲劳。

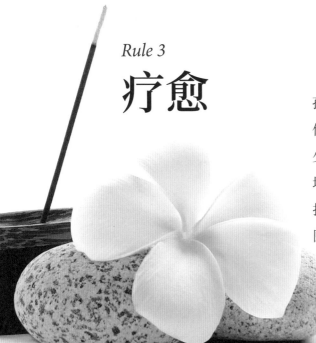

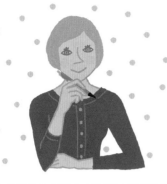

检测女性荷尔蒙力

女性荷尔蒙会随着年龄的增长而减少，而让它急速

你现在的状况还好吗？按照下列的"生活习惯"

生活习惯 CHECK

- ☐ 喜欢重口味的食物。

- ☐ 经常不吃早餐。

- ☐ 喜欢即食食品或速食食品。

- ☐ 用餐时间不固定。

- ☐ 正在节食减肥，或曾经节食减肥。

- ☐ 几乎不运动。

- ☐ 常搭电梯和手扶梯，不爱走楼梯。

- ☐ 长时间维持同样的姿势，比如一直看着电脑等。

- ☐ 洗澡多半只有淋浴。

- ☐ 每天睡眠时间平均在 6 小时以下。

- ☐ 爱赖床，觉得早起很痛苦。

- ☐ 不易入睡，经常半夜醒来。

- ☐ 会抽烟。

- ☐ 每天都会喝酒。

- ☐ 一天喝 5 杯以上的咖啡或红茶。

的下降危险度！

减少的原因，就是过度操劳。

"心理状况""身体和肌肤"等项目，检查一下女性荷尔蒙力的下降程度吧！

心理状况 CHECK

☐ 经常觉得脾气暴躁。

☐ 常被人说一板一眼、一本正经。

☐ 责任心很强。

☐ 没有可以全心投入的嗜好。

☐ 会纠结一些无聊的小事，陷入忧郁。

☐ 身边没有无话不谈的对象。

☐ 发现自己最近不太会笑。

☐ 为人际关系而烦恼。

☐ 最近很爱哭。

☐ 做事提不起劲，觉得自己没有什么活力。

☐ 无法对人诉说自己的不安或不满。

☐ 在意他人的眼光。

☐ 判断力似乎比以前更差。

☐ 常常想不起某个特定名词，有点健忘。

☐ 与他人交谈会紧张冒汗、身体燥热。

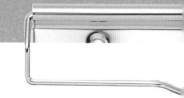

身体和肌肤 CHECK

☐ 变得容易疲倦。

☐ 脸会燥热。

☐ 月经周期不固定。

☐ 肩膀酸痛。

☐ 手脚冰冷。

☐ 体形偏胖。

☐ 容易便秘。

☐ 容易尿频。

☐ 皮肤干燥缺水。

☐ 皱纹变多了。

☐ 开始在意皮肤的暗沉、斑点。

☐ 白发增加，头发失去弹性。

☐ 视线模糊，视力衰退。

☐ 指甲容易断裂。

☐ 常常口渴。

生活习惯		心理状况		身体和肌肤		合计
个	＋	个	＋	个	＝	个

统计各项目勾选的数量，诊断结果参照下页。

女性荷尔蒙力下降的
危险度有多高?

从"生活习惯""心理状况""身体和肌肤"各项目的勾选总数,可以得知你女性荷尔蒙力的下降程度。了解你现在的状态,试着改变生活习惯吧!如此一来,五年、十年后,你的女性荷尔蒙力保持率必定会改变。

☑ 5个及以下   危险度 💀

还在安心范围内

只要维持现在的生活方式,就能保持你现有的女性荷尔蒙力。但女性荷尔蒙力必定会随着年龄增长而降低,所以仍要努力避免增加表单中的项目。注意起床、就寝、用餐的时间,保持规律的生活,别让生理时钟错乱了。

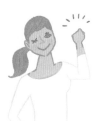

☑ 6~15个   危险度 💀💀

女性荷尔蒙力明显下降

如果不改变你现在的生活习惯,身体不适症状就会慢慢加剧,造成生活障碍。适度地增加运动,如每天健走,将坐车改为走路或骑自行车,将搭电梯改为爬楼梯等,这样就能有所改善。

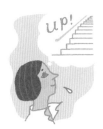

☑ 16~25个   危险度 💀💀💀

女性荷尔蒙力正在急速下降

以前可以轻松完成的事,如今却变得难以做到!如果你有这种感觉,那就应该尽快设法解决了。最重要的是改变生活习惯、避免囤积压力。就算只有睡前20分钟也好,享受喜欢的香氛气味,或是看看书、听听音乐,给自己一段放松心情的时间吧!

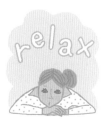

☑ 26个以上   危险度 💀💀💀💀

多数症状可能已经走向慢性化

因女性荷尔蒙减少而引发的不适症状已经相当严重,一定要立刻改变生活习惯。整理出自己非做不可的事,放下不必要的杂务,尽量减轻自己的负担吧!如果不适症状加剧,最好去妇科或女性门诊就医。

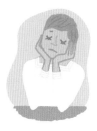

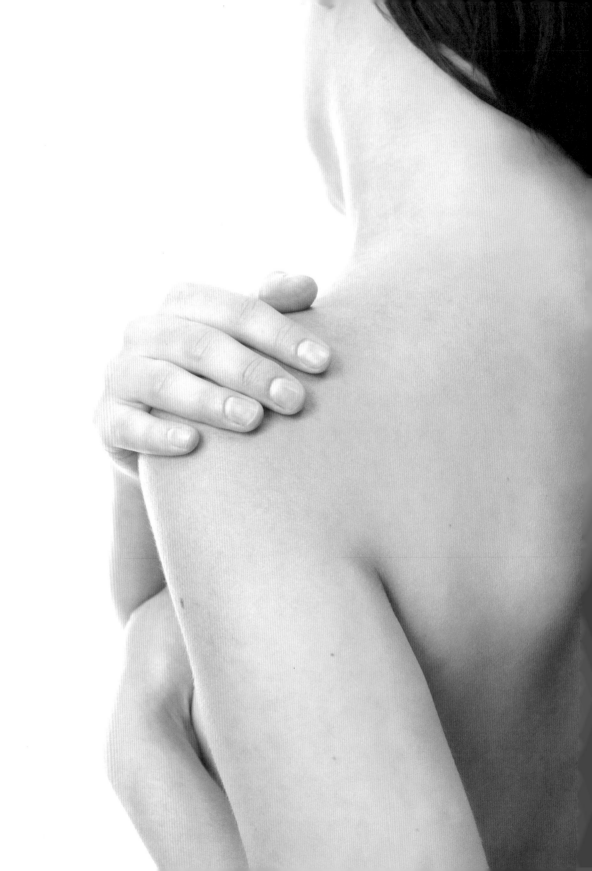

目 录

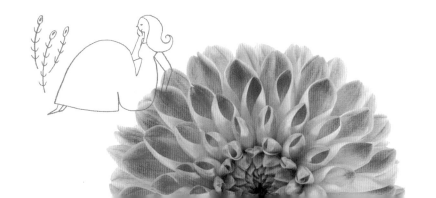

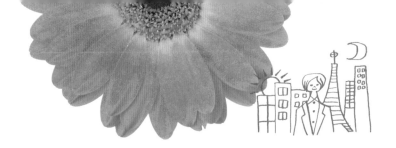

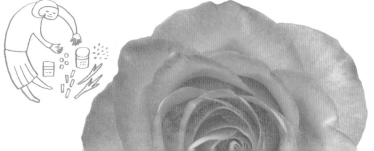

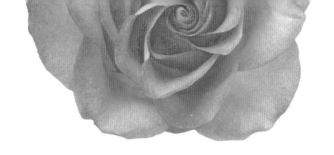

Part 4

提高女性荷尔蒙的饮食秘密

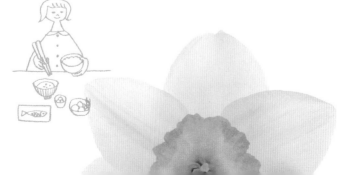

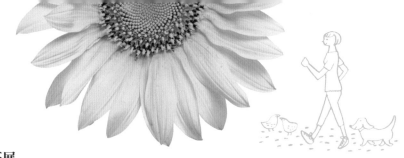

Part 5

所有女性必备的骨盆底肌训练

Part 6

控制压力，让身心更有活力

知识拓展

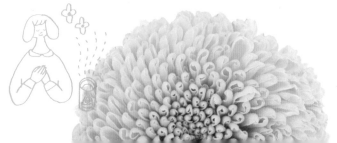

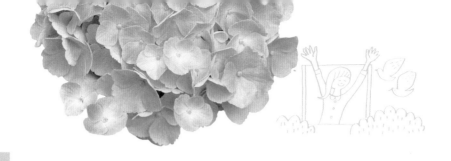

Part 7

畅快每一天的不适症状消除术

知识拓展

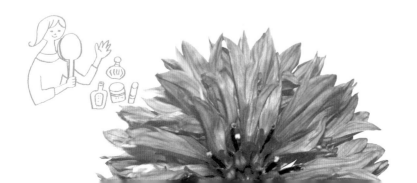

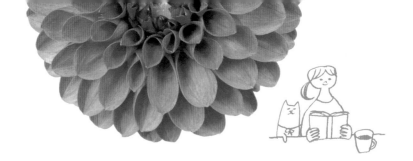

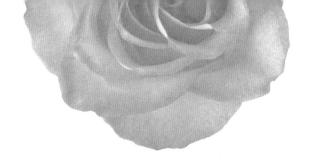

知识拓展

附 录

你不可不知的女性疾病

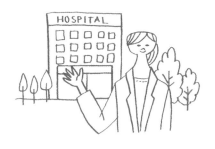

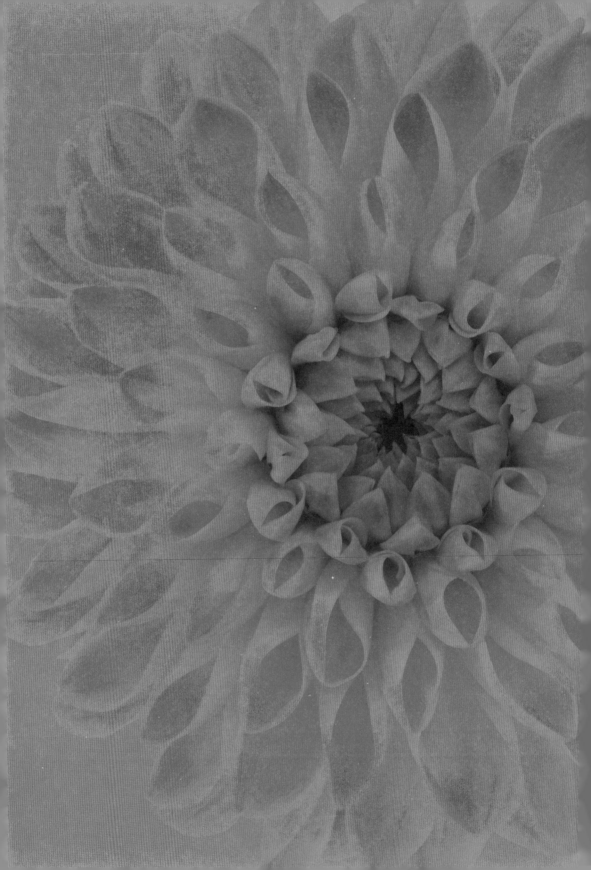

Part 1

借助女性荷尔蒙的力量，
变得更加健康美丽

女性荷尔蒙对女性的身体状况有很大的影响。

它能赋予肌肤弹性，使情绪保持稳定，

作用相当广泛，

一旦混乱就会引发各种身体不适。

长久保持身心年轻的秘诀，就在于女性荷尔蒙。

了解它的力量，现在开始建立新观念吧！

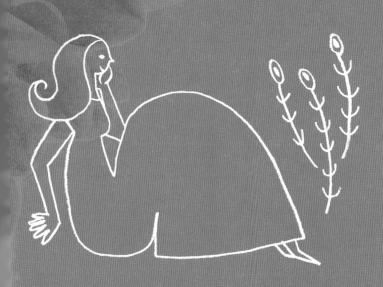

两种女性荷尔蒙，
决定女性青春活力之美

女性荷尔蒙的分泌是否协调，会影响身体状况的好坏

所谓荷尔蒙※，是指体内分泌的化学物质。人体内有一百种以上荷尔蒙在运作着，操控着各个组织和器官。其中对女人的身体影响最大的，就是女性荷尔蒙。女性荷尔蒙是指卵巢分泌的荷尔蒙，包括雌激素（estrogen）和黄体酮（progesterone）。

女性荷尔蒙最大的作用，是建立每个月的身体规律，打造适宜怀孕生产的环境。此外，它还能保持肌肤和头发的弹性与滋润度，预防动脉硬化和骨质疏松症等，维持我们的健康与美丽。女性的身体健康，正是被女性荷尔蒙守护着。

然而，大量分泌女性荷尔蒙并非有百利而无一害。女性荷尔蒙为了保护孕育新生命的母体，也有抑制人体过度活动的效果，月经周期的体能变化即是一例。

女性荷尔蒙对女性有着很大影响，更重要的是，女性荷尔蒙会依年龄和状态而分泌。一旦女性荷尔蒙分泌紊乱，身体状况也就会随之恶化，因此一定要好好思考如何让这两种女性荷尔蒙保持协调，尽可能保持它的力量。

※ 荷尔蒙
为了维持身体状态而起调节作用的化学物质，以极少的分量产生作用。脑垂体、甲状腺、卵巢等内分泌器官，只会在必要的时候分泌必需的荷尔蒙量。

女性荷尔蒙的具体结构，请参照本书 Part 9 的解说。

两种女性荷尔蒙的主要作用

雌激素有保持健康美丽的功效，也会有提高罹患乳腺癌、子宫体癌的风险。因此要同时分泌黄体酮，让两种女性荷尔蒙相互协调，以抑制雌激素所产生的不良作用。

塑造女性美丽，
保持身心健康

雌激素

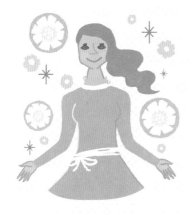

- 增加子宫颈的分泌物
- 增厚子宫内膜
- 打造女性丰满的体态
- 促进胶原蛋白生成，
  保持肌肤和头发的弹性与滋润度
- 维持骨密度
- 调节胆固醇，防止动脉硬化
- 促进代谢
- 稳定精神状态
- 活化大脑，防止记忆力和注意力下降

能保持孕期中的身
体健康，但也会引
发不适症状

黄体酮

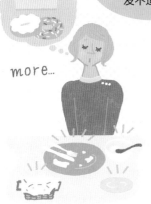

- 修护子宫内膜，帮助受精卵着床
- 保持孕期中的身体健康
- 促进乳腺生长发育
- 提高基础体温
- 促进食欲
- 保持体内水分

并非一辈子都能仰赖女性荷尔蒙的作用

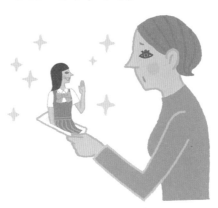

女性荷尔蒙的分泌量会从 35 岁开始减少

女性荷尔蒙的分泌量，会随着年龄增长而产生极大的变化，也与女性的成长关系匪浅。

在女性刚出生，体形等方面还没有显著的性别差异时，体内分泌的女性荷尔蒙极为稀少。到了 11 ～ 17 岁，女性荷尔蒙分泌量提高，身体就会逐渐开始女性化，进入所谓的青春期，心理也会因荷尔蒙的变化而反复多变。

此后直到 45 岁左右，女性荷尔蒙的分泌量较为稳定，进入性成熟期，也可以说此时女性的身体已是百分之百成熟。然而，女性荷尔蒙分泌量的高峰是 25 ～ 35 岁，之后就会逐渐减少。因此，女性 35 岁后就会慢慢开始出现肌肤干燥、无法消除疲劳等身体不适的症状。

尤其是在停经前后的 45 ～ 55 岁，女性荷尔蒙的分泌量会骤然减少，但身心无法适应这突如其来的剧变，因此饱受这些不适之苦，甚至陷入日常生活障碍——这就是所谓的更年期障碍。不过，这些情况也仅限于这个时期，只要荷尔蒙的分泌量趋于稳定、身体习惯了以后，各种不适症状都会得到改善。

随年龄起伏的雌激素分泌量

女性荷尔蒙分为雌激素和黄体酮，而维持肌肤和头发滋润度，守护女性美丽的主要是雌激素。来看看对身心都有极大影响的雌激素的分泌量的变化过程吧！

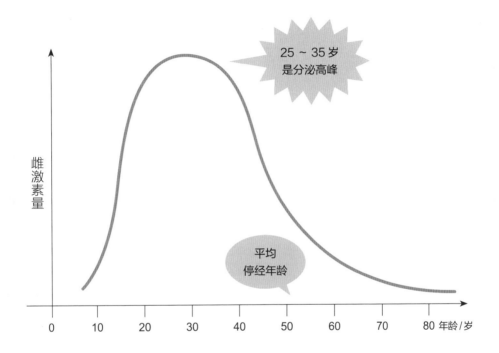

25 ~ 35 岁
是分泌高峰

平均
停经年龄

雌激素量

0　10　20　30　40　50　60　70　80 年龄/岁

10 ~ 18 岁	18 ~ 45 岁	45 ~ 55 岁	55 ~ 70 岁	70 岁以后
初经来潮，体态也越来越有女人味，女性荷尔蒙分泌还不太稳定。	荷尔蒙量处于稳定时期，前半段是最适合怀孕生产的状态。	停经前后时期，荷尔蒙量的变化容易导致身心状态失调。	已习惯较少的荷尔蒙量并恢复元气，但患生活习惯病等风险升高。	过去的生活习惯开始反映在身体机能上，是出现明显个体差异的时期。

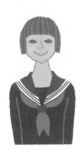 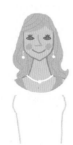 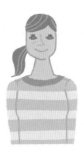 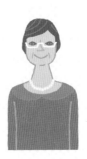 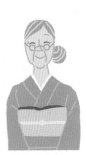

了解女性荷尔蒙减少的更年期内，会出现的种种变化

女性荷尔蒙减少和生活变化，导致身心反复不定

停经前后约 10 年的时间，称作更年期。女性的平均停经年龄为 48 ～ 52 岁，更年期在 45 ～ 55 岁。

更年期时，因女性荷尔蒙的分泌会快速减少，所以身心状态相当不稳定；再加上这个时期的女性也常要面对照顾父母、孩子成长自立、生活环境变化等问题，使得身心更加疲惫。生活遭受各种不适症状困扰，让人不禁忧心自己的身体到底出了什么问题。

更年期常见的主要症状

身体不适

- 月经周期混乱、异常出血
- 潮热（上火、燥热、多汗）
- 发冷
- 倦怠感
- 心悸、气喘
- 晕眩、耳鸣
- 血压变化
- 肩膀酸痛、关节、肌肉疼痛
- 肌肤干燥、黑斑、皱纹
- 脱发
- 尿频、漏尿
- 阴部瘙痒、性交痛
- 肥胖

心理不适

- 失眠
- 情绪不稳
  （暴躁、心情低落）
- 缺乏精力
- 注意力衰退
- 记忆力衰退

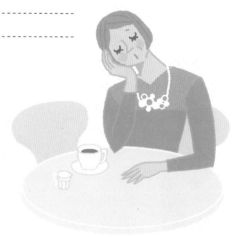

不过请放心，更年期身体不适的风暴虽然会持续一阵子，但总有一天会过去。在那之前，请努力与它和平共处吧！

越操劳症状越严重，尽早求医别忍耐

每位女性都有更年期困扰，但不适的症状因人而异，个体差异极大。有人几乎没有不舒服的感觉，有人连日常生活都难以度过。

这样的差异会受生活习惯、性格、家庭状况的影响。容易出现强烈症状者，多半是一丝不苟、责任感强、完美主义、工作和家事都能两三下解决的人；因为总是太过操劳，所以才会导致身心负担过重。

即使症状只有一点点，也请设法减少工作，别插手不必要的事。如果实在很难受，千万别忍耐，尽快到医院就诊吧！

简易更年期指数（SMI）诊断

依照自己的症状评分，算出自己的指数。各项目指出的症状中，只要其中一项偏强，就以"强"来计分。

症状	强	中	弱	无	分数
脸颊燥热	10	6	3	0	
容易流汗	10	6	3	0	
腰部和手脚容易冰冷	14	9	5	0	
会气喘、心悸	12	8	4	0	
不易入睡、浅眠	14	9	5	0	
易怒、暴躁	12	8	4	0	
闷闷不乐、陷入忧郁	7	5	3	0	
头痛、晕眩、经常恶心想吐	7	5	3	0	
容易疲倦	7	4	2	0	
肩膀酸痛、腰痛、手脚痛	7	5	3	0	
合计					

SMI：引自小山嵩夫"简易更年期指数"

更年期指数的自我评量法

0～25分	26～50分	51～65分	66～80分	81～100分
没什么明显的异常，请保持现在的生活方式。	要注意饮食和运动，别让自己太过操劳。	建议去妇科门诊接受检查，改善症状。	必须在妇科进行半年以上的计划性治疗，请先接受检查。	建议也要去妇科以外的门诊接受检查，务必考虑接受长期治疗。

不只是年龄的增长，疲劳和压力也是女性荷尔蒙的大敌

明明还不到更年期，身体却出现许多不适症状

有些人明明离更年期还很远，身体却出现晕眩、燥热等更年期症状，这种情况就叫作"早发性更年期"。这个时期的女性荷尔蒙虽然已经有减少的迹象，但分泌量仍十分充足，因此即便到医院接受检查，也往往会因为荷尔蒙处于正常值，而找不出确切的原因。

其实，35岁以后到更年期之间的身体不适，多半都是疲劳引起的；因为身体疲惫不堪，才会任由每个月起伏的女性荷尔蒙摆布。

为了使以后的生活充实圆满，请尽可能增强体力

35岁后，体力会随着年龄的增长而减弱，然而此时是女性工作和育儿最忙碌的时期，因此有不少女性日日夜夜都生活在疲惫中。

首先该做的，就是保持充足的睡眠，让身体得到休养，为即将到来的更年期做好准备。别因忙碌而忽略了三餐，注意适度的运动，继续保持现有的体力是非常重要的。

疲劳和压力
会直接导致荷尔蒙失调

身体的操劳是导致心理疲劳的重要因素。现代社会中，每个人都在人际关系、工作、育儿烦恼等多重压力下生活，所以因压力而引发女性荷尔蒙失调的案例也不在少数。

压力和女性荷尔蒙的分泌之间，有着非常密切的关系。长期累积或是承受过大的压力，都会让自主神经※紊乱，此时掌控自主神经的下视丘也会连带失控。由于下视丘是发出分泌女性荷尔蒙指令的司令塔（见 152 页），如果它无法顺利运作，那么女性荷尔蒙的分泌自然也会随之失常。

越是认真、责任感越强的人，越容易产生压力。因此，随着年龄的逐渐增长，就越要提醒自己适时学会放手。找个可以放心倾诉的对象，或是适当地给自己安排休闲时间吧！

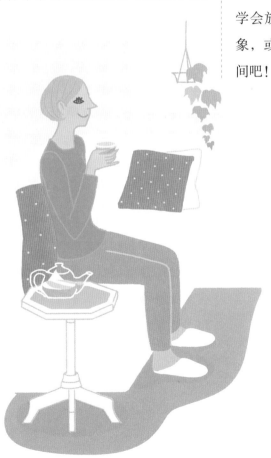

※ 自主神经
一种无法由自我意志掌控的神经，专门控制心脏和其他内脏、血管及汗腺的功能。它是由紧张时掌握主导权的副交感神经构成的，在两种神经系统的协调下持续运作（见 94 页）。

维持女性荷尔蒙，
关键在于从今以后的生活习惯

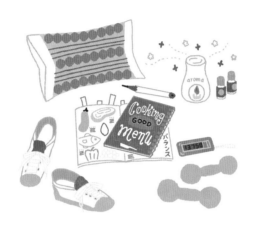

即使到了 80 岁，
女性荷尔蒙也不会彻底消失

55～70 岁的女性，已经顺利度过更年期，从起伏不定的女性荷尔蒙中解放之后，大多数人都能精力充沛地开始新生活。此时开始取代女性荷尔蒙作用的，是多巴胺与其他脑内荷尔蒙。它们不但使女性更容易感到快乐，且在男性荷尔蒙的影响下，她们对事物也更有热情。

女性荷尔蒙的分泌量，虽然在更年期后会一下子减少许多，但并不会因为停经而彻底消失。雌激素的分泌数值可通过血液检查判别。

停经以前，最多可达到 3 位数。尽管停经后会降低至 2 位数，但仍能继续保持 20～30 pg/mL※ 的分泌量。

不过，在 70 岁后，雌激素分泌量的个体差异会越来越明显。外表依旧年轻的人，多半都能维持一定程度的分泌量；反之，身体不好的人，分泌数值就只有个位数，甚至少到无法被测出。雌激素有保护骨骼和皮肤的作用，因而女性的外表也会因分泌量不同而有显著差异。

※1 pg/mL 为 1mL 的液体中所含物质的重量单位，1 pg 为 1 g 的 1 万亿分之一，在这里用于表示雌激素在血液中的浓度。

永葆青春的秘诀，
就是不要使自己太过操劳

过了 70 岁也能健康度日的关键，在于 55 岁以后的生活方式。这个时期的睡眠、饮食、运动等生活习惯是否规律，足以造成极大的差异。

进一步来说，过了 40 岁后，不使自己太过操劳（见 14 页）是十分重要的。这个时期的生殖机能会衰退，人类以外的动物即将死亡，但大多数人类能继续度过更长久的岁月。所以无论过去有多么操劳，在 40 岁后一定要认真调养身心，否则便无法保持健康和年轻。

如果一味相信自己没有问题，不断操劳，将来必定会出现反作用力。若想把更年期的身心不适控制在最小限度，则首先应该提醒自己"累了就休息"。

在不知不觉中
逐渐老化的卵巢

即便是同龄人，卵巢状态也有个体差异，可能会比实际年龄年轻，也有可能比实际年龄要老。若卵巢老化太早，就会造成 30 多岁、40 多岁便停经的早期停经状态。

怀孕期间和产后没有月经来潮的时期，正是让卵巢休息的最好时机。然而随着时代的改变，女性的生产次数减少或者不生育的女性越来越多。现代女性的卵巢和子宫，直到停经前几乎是全力运作，这样不眠不休的状态也让身体负担加重，导致与子宫、卵巢相关的症状变多，卵巢也更容易疲劳。

小贴示

肌肤斑点和皱纹较少，看起来比实际年龄更年轻的人，代表卵巢状态也一样年轻有活力。想要保护卵巢、延缓老化，就要养成规律的生活作息。保持早睡早起、饮食均衡、适度运动的习惯是最重要的。

卵巢逐渐老化的原因

● 吸烟

● 过度节食

● 极度缺乏运动

● 压力极大、过劳

● 不规律的睡眠、睡眠不足

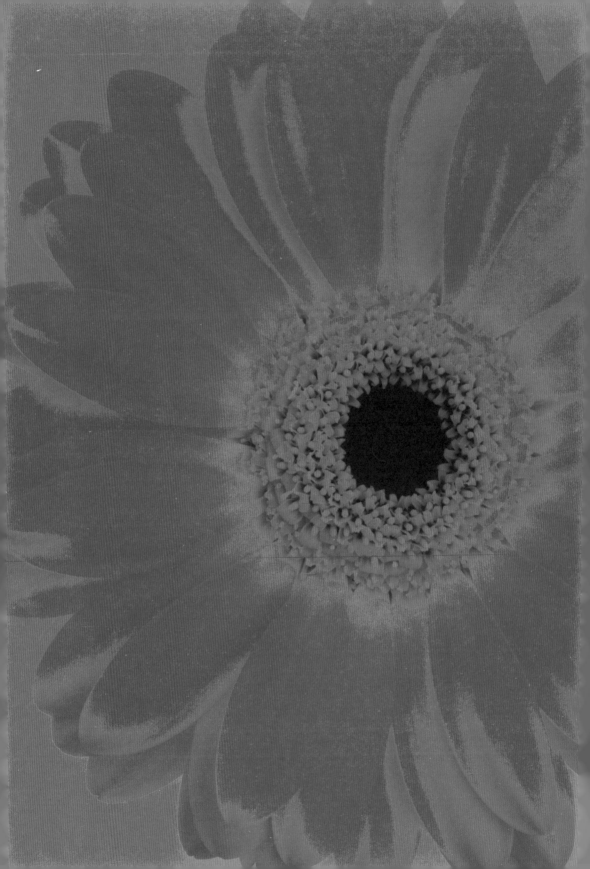

Part 2
改善生活习惯，
调整荷尔蒙平衡

40 岁后，女性荷尔蒙分泌减少，
身体不适的症状也会陆续出现。
千万别让自己再像以前一样操劳了，
为了让还很长久的人生过得更加舒适，
请开始改善每日的生活习惯吧！

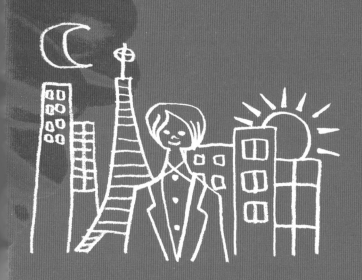

40 岁后，
换个步调再出发

过了 40 岁，
千万别勉强自己

女性荷尔蒙在 30 岁后会迎来分泌高峰，接着在 35 岁后会开始减少分泌。在此之前，尽管过着不太规律的生活，也会因为身心健康而安然度过。但不良行为都会转化成体内的负担，体能也会变得越来越差。由于体力和免疫力衰退，身体再也禁不起操劳，因而会出现各种不适症状。

女性荷尔蒙分泌量一旦减少，胆固醇就会增加，罹患糖尿病、高血压、乳腺癌等疾病的风险也会相对升高。迈向 40 岁前，请务必检讨生活习惯，换个步调重新出发。

改变自己对
工作、家庭、育儿的态度

改变步调的方法因人而异，如果你已经累积了资深的工作经验，那就善用这个经验来转换跑道，将自己非做不可的事及可委托他人处理的事分开，设法在保持工作质量的前提下减少自己的工作量。

如果你是专注于家务、育儿的主妇，应该大多会随着孩子成长而逐渐获得喘息的时间。但在孩子独立自主后，也有不少母亲在感到安心的同时，空虚感也油然而生，陷入名为"空巢综合征"※的抑郁状态。将生活重心从孩子移回自己身上，此时重新审视自己与丈夫的关系是非常重要的事。

※ 空巢综合征
多发于 40 ~ 50 岁女性的抑郁症状。以孩子为生存意义的母亲们，等到孩子开始独立自主，不再需要被保护后，产生了一种被抛弃在家的感觉，在空虚和不安的笼罩下陷入忧郁状态。有人会因此产生头痛、失眠等症状，甚至可能酗酒。

如何找到自己的新生活步调

自己办得到以及办不到的事，会随着年龄而发生改变。找到适合自己的新生活步调，尽快让自己适应吧！

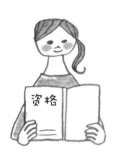

育儿方面

孩子不再整天黏着你，所以要配合他们的成长，转而找到磨炼自己的方法，例如发掘其他兴趣、考取证照、打扮自己。

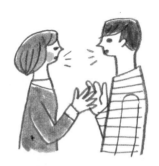

家庭方面

请家人一起分担杂务，让家务更早完成。如果压力的来源是夫妻关系，别置之不理，务必尽早和丈夫协调解决问题。

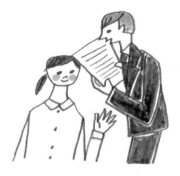

工作方面

在讲求责任感的职场上，整理出唯有自己才能处理的事务，以及可交予他人处理、事后再由自己检查的事务，以便提高效率。

改善生活习惯的重点

你现在觉得没什么大不了的习惯，到了 40 岁后都会转化成生理上的不适。从饮食、运动、睡眠、洗澡等方面，整理出自己应当改善的部分吧！

运动（身体）	饮食
✕ 几乎不运动	✕ 老是不吃早餐
✕ 常被人说姿势不良	✕ 经常在外面就餐
✕ 有代步工具就不想走路	✕ 常吃甜食

洗澡	睡眠
✕ 几乎只用淋浴了事	✕ 睡前会玩手机
✕ 常用温度偏高的洗澡水	✕ 不易入睡，早上又爱赖床
✕ 会用沐浴刷使劲搓澡	✕ 起床后总是觉得很疲惫

改善生活习惯，
才能保持身心健康

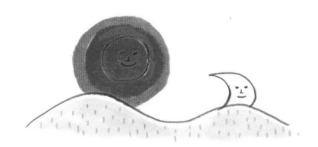

别让疲劳跟你一起过夜

20 岁、30 岁的女性总是周旋在工作、家务、育儿之间，许多人都在睡眠不足的状态下持续劳作，不论身体好坏都得夜以继日地疲于奔波。这些累积的疲劳，都是多亏自己年轻才能安然度过。但在 40 岁后，如果仍以相同的状态度日的话，必定会断送自己 50 岁、60 岁以后的人生。

40 岁后，疲劳会不断累积在体内，最好改变自己的生活习惯，让今日的疲劳能在今日消除。

养成有益于身心健康的生活习惯

首先，在"改善生活习惯的重点"项目（见 15 页）中，将所有打"×"的行为彻底改掉吧！倘若常常因为太忙、嫌麻烦而疏忽的话，那就改用其他方法改善每天的生活。尽可能保住逐渐减少的女性荷尔蒙，才是保持年轻健康的秘诀。毕竟没有人能够帮你守护青春，所以更要为自己安排属于自己的时间。

提升女性荷尔蒙力的三大守则

"保暖""保湿"及"疗愈"是提升女性荷尔蒙力的关键词。只要在日常生活里养成习惯，好好遵循这三大守则，不管是 40 岁、50 岁还是更长远的未来，都能过上精力充沛的生活。

睡眠

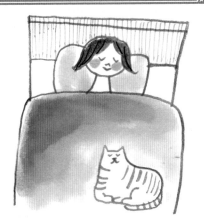

固定就寝、起床时间，确定生理时钟有助于调节荷尔蒙分泌和生理机能。或在卧室使用香氛（见 100 页），疗愈身心的效果绝佳。

饮食

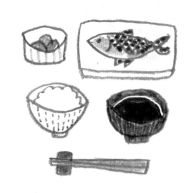

基本以两菜一汤（主食＋汤品＋主菜＋配菜）为佳，避免进食过量或不足。建议摄取含有蔬菜等丰富配料的味噌汤或其他汤品，既有益健康又暖和身体。

运动

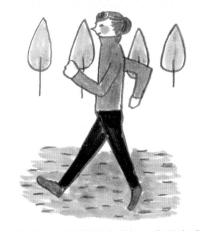

40 岁后，内脏脂肪会增加，容易变成大腹便便的体形。养成一天快走 20 分钟的习惯，除了有助于血液循环外，还有燃烧脂肪的效果。

泡澡

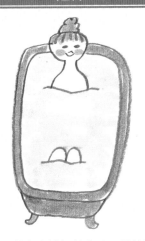

泡澡有调节自主神经的作用，是放松身心最有效的方法之一。而且在泡澡后 3 ~ 5 分钟内做好全身的保湿工作，能有效预防肌肤干燥和老化。

提高睡眠质量的十大法则

睡眠机制容易受到女性荷尔蒙影响

女性多半比男性更容易出现睡眠障碍，这是因为女性的睡眠机制和女性荷尔蒙息息相关。其分泌量的变化能让人感到异常困倦，也能使人失眠。

过了40岁后，卵巢功能衰退，雌激素的分泌也随之减少，因此可能引发失眠等睡眠障碍。若是不改变不规律的生活习惯，就会使睡眠质量更差，导致身体不适。

平日要用心，才能拥有高质量睡眠

你是否会在睡前玩手机、使用电脑，或是喝咖啡等含有咖啡因的饮料，或是饮酒呢？这些习惯都会使睡眠质量恶化。一定要改掉这些不好的习惯，安排每天睡前1小时的放松时间，努力营造良好的睡眠环境，才能提高睡眠质量。

早上的阳光是获得优质睡眠的特效药

沐浴在朝阳下，可以让生理时钟※重新启动。经过阳光照射，生理时钟会设定人体在14～16个小时后开始发困。每天早上在固定的时间起床、晒晒太阳，既有助于解决失眠问题，也能进而获得优质的睡眠。

※ 生理时钟
生物体内具备的一种计时构造，又称作生物时钟。人类的生理时钟周期比24小时要长一些，需要借由眼睛将光线信息传入大脑，再通过大脑指令来调节身体的作息。

提升睡眠质量的十大法则

高质量的睡眠与时间长短无关，而在于是否有"睡饱"的熟睡感，以及是否能神清气爽地起床。请好好实践以下的十大法则，提高睡眠质量吧！

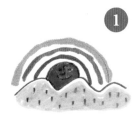

在固定时间起床、晒晒太阳，并认真吃早餐。

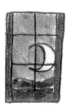

固定睡觉时间，每天在同一时间就寝。

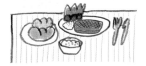

晚餐要在睡前 3 小时食用完毕。

最理想的洗澡时间在睡前 1 ~ 2 小时。

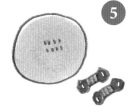

在睡前 1 ~ 2 小时做适度的运动。

睡前 1 小时左右将灯光调暗，进入阅读、听音乐等放松身心的时间。

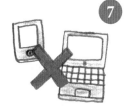

睡前不玩手机或看电脑屏幕，尤其要避免在昏暗的室内观看。

睡前 1 小时内不得摄取酒精和咖啡因。

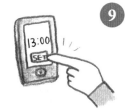

午睡以 20 ~ 30 分钟为佳，别睡过头。

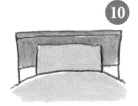

睡眠时间太短也没有关系，无需太在意。

依据年龄采用不同的泡澡法，守护美丽和健康

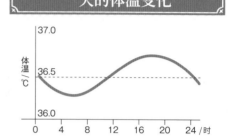

一天的体温变化

体温会在频繁活动的白天升高，在准备入睡的夜晚降低。

用正确的泡澡法放松身心

洗澡时，如果只是简单地冲冲澡就结束的话，那就太可惜了。洗澡是消除疲劳、调整身心的重要时间，在洗澡时泡泡澡，具有调节自主神经、消除疲劳等优点。但是，错误的泡澡法反而会让身体更加疲惫，甚至对肌肤产生不良影响，请务必小心。

在一天的尾声中泡澡，最好泡个微热的温水澡。将身体浸泡在温水里可刺激副交感神经，帮助身体放松，让身体由里而外地温暖起来，血液循环、肌肤的新陈代谢也会跟着改善。

此外，也可以使用具有保湿效果的泡澡剂，或是泡澡后用润肤产品做好全身保湿等。配合年龄善用泡澡法，好好保持自己的美丽和健康吧！

睡前 1～2 小时洗澡能快速帮助入睡

有些人会在就寝前洗澡，但温热的身体反而可能妨碍入睡。体温和睡眠关系匪浅，只要体温下降，睡意就会袭来。在就寝前 1 小时左右提高体温，体温下降的幅度就会比直接睡觉更大，也就更容易熟睡。

最佳洗澡时间是就寝前 1～2 小时，因洗澡而升高的体温会慢慢下降，让身体自然地进入睡眠状态。

40 岁后的泡澡法

采取放松效果好又能保养肌肤的泡澡法吧！

泡澡前的注意事项

● 饭后务必间隔 30 分钟以上再洗澡

● 运动后 30 分钟以上再洗澡

● 泡澡前后都要喝一杯水

● 不要马上泡进浴缸里，要先用热水把身体打湿再进去

泡澡的重点

1 过热的水会伤害肌肤的保护机能，建议用 38 ~ 40℃ 的微热温水泡澡。

---

2 泡澡时间太长会导致疲劳，故以 10 ~ 20 分钟为佳。如果是泡半身浴，要保持浴室温暖，避免受凉。

---

3 建议添加泡澡剂或是喜欢的芳香精油，以增强放松的效果。

---

4 基本方法是徒手洗澡。汗水和尘埃只要碰到热水就会脱落，所以只需打好肥皂，轻轻搓洗即可。

---

5 洗完澡 5 分钟内，涂抹护肤乳或润肤油来保湿。

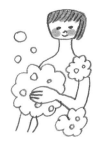

养成用手洗澡并自行检查乳房的习惯（见 169 页）

泡澡的效果

泡澡时，会产生温热、浮力、水压这三种物理作用，与淋浴对比，效果倍增。

用温热效果消除疲劳

温热身体可促进血液循环，消除体内的老废物质和疲劳物质，达到纾解疲劳的效果。

用浮力效果放松身体

泡澡时，浮力会使身体变轻，能使紧绷的肌肉得到舒缓，在开放感中放松下来。

用水压效果促进循环

泡澡时，身体会承受水压，可活化心脏运作，有助于促进血液循环，消除体寒和水肿。

不良姿势会让你老得更快，
姿势正确是保持年轻的秘诀

导致姿势不良的生活习惯

- 经常跷二郎腿
- 背包老是背在同一边
- 几乎不运动
- 经常屈膝侧坐
- 穿过紧的内衣或鞋子等

姿势不良会导致
女性荷尔蒙失调

你是否曾在镜子或橱窗玻璃中看见自己时，惊觉"自己怎么这么老"呢？姿势不良，会让自己的外表比实际年龄老许多。40岁后，女性荷尔蒙分泌量减少，逐渐衰退的肌力会越来越无法维持姿势的端正，因此，注意自己在日常生活中的姿势，是非常重要的。

长期姿势不良的生活习惯，会导致身体歪斜，使得血液循环恶化，造成体寒、水肿等症状。与此同时，分泌女性荷尔蒙的内脏、卵巢机能也会日渐衰弱，进而演变成荷尔蒙失调。

用正确的姿势
矫正歪斜的身体

坐在椅子上时，背部往后斜靠并跷着二郎腿或是习惯性驼背等姿势，如果持续下去，身体必定会越来越歪斜，导致骨架失去平衡，体态会更加恶化。看电视时，使用电脑时，在公交车上抓着吊环站立时，在日常生活中注意保持良好姿势，自然就能锻炼出强健的腹肌和背肌。肌肉能稳定支撑骨骼，矫正身体歪斜，腹部周围也就不会囤积多余的脂肪了。

端正姿势，外表自然也会变得更年轻。只要继续保持，外表年轻10岁就不再是梦。

学会正确的姿势吧！

时时刻刻注意自己的姿势，才能改正长久以来的坏习惯。刚开始可能会觉得疲累，但端正的姿势其实并不容易让身体疲累，最重要的是将之养成习惯。

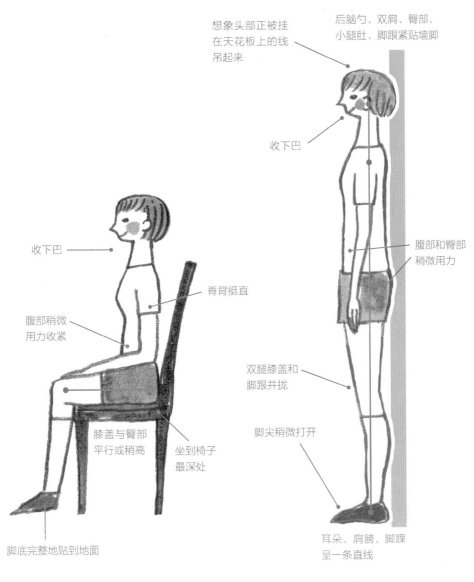

想象头部正被挂在天花板上的线吊起来

后脑勺、双肩、臀部、小腿肚、脚跟紧贴墙脚

收下巴

收下巴

脊背挺直

腹部和臀部稍微用力

腹部稍微用力收紧

双腿膝盖和脚跟并拢

膝盖与臀部平行或稍高

坐到椅子最深处

脚尖稍微打开

脚底完整地贴到地面

耳朵、肩膀、脚踝呈一条直线

坐姿

站姿

每日健走，
保持体态抗老化

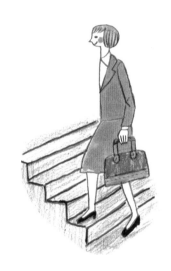

女性荷尔蒙减少后，
改用每天运动来保持体态

女性荷尔蒙减少后，骨量就会急剧下降，肌力也会随之衰退，所以体形会开始走样。养成每天运动的习惯来保持良好体态吧！运动可促进有"回春荷尔蒙"之称的生长激素分泌，这是女性抗老化的一大助力。

一提到运动，可能会有人面露难色，其实运动量不用太勉强，只要能够持之以恒就好。在家务和通勤等日常作息中，多多注意自己的姿势，就能有不错的运动效果。注意姿势、稍微迈开步伐散步（健走）的话，肌力也会大幅提升。

每天健走和
每周两次肌力训练最为理想

健走是能活动全身肌肉的有氧运动。借由呼吸让氧气进入体内，进而达到燃烧脂肪的功效，不但能刺激肌肉和骨骼，促进血液循环，甚至还有活化卵巢机能、调节自主神经等效果，好处不胜枚举。

最理想的健走频率是每日20～30分钟。如果觉得负担太重，也可以依当日情况弹性缩减为15分钟，最重要的是持之以恒。

此外，加上每周两次的肌力训练，更能有效提高基础代谢，预防肌力衰退。

健走的重点

健走是非常简单的有氧运动，不擅长运动者也能轻松挑战，还可以提高睡眠质量。赶紧掌握健走的重点，开始尝试吧！

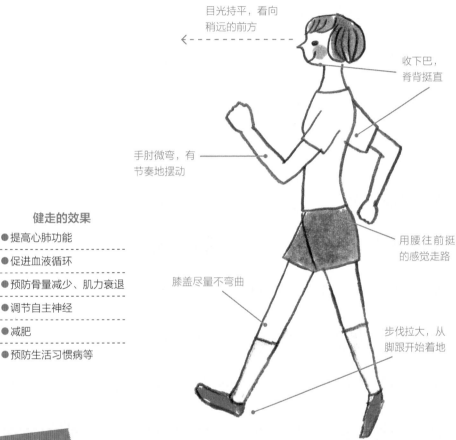

目光持平，看向
稍远的前方

收下巴，
脊背挺直

手肘微弯，有
节奏地摆动

健走的效果

● 提高心肺功能

● 促进血液循环

● 预防骨量减少、肌力衰退

● 调节自主神经

● 减肥

● 预防生活习惯病等

用腰往前挺
的感觉走路

膝盖尽量不弯曲

步伐拉大，从
脚跟开始着地

小贴示

锻炼骨盆底肌

　　像吊床一样支撑着骨盆的肌肉，就叫作骨盆底肌。这些肌肉一旦松弛，就会发生尿频等排尿问题，也会容易变成小腹外扩的体形。健走时，最好也多注意骨盆底肌，如此一来，姿势自然就会得到矫正，运动效果会更好。关于骨盆底肌的训练请参照本书 Part 5 的说明来进行！

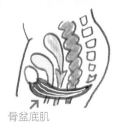

骨盆底肌

25

肌力训练每周两次即可，
切忌过度锻炼

女性易囤积脂肪，
不易锻炼肌肉

比起男性，女性更不容易锻炼出肌肉，这是因为女性荷尔蒙有容易囤积脂肪的特性。锻炼肌肉需要生长激素和男性荷尔蒙，所以男性荷尔蒙较少的女性的身体很难锻炼出明显的肌肉。

过了 40 岁后，随着年纪增长，肌肉量会逐渐减少，变得容易肩膀酸痛和腰痛。所以减轻更年期症状的关键在于维持肌肉量、养成运动习惯。在健走等有氧运动之外，搭配每周两次的肌力训练，可以提高基础代谢率※，促进生长激素分泌，保持一定的肌肉量。

诀窍是避免
过度锻炼肌肉

肌力训练并不需要每天进行，只要每周两次，到感觉自己已经很努力的程度即可。训练的次数因人而异，不论是深蹲 5 次，还是 30 次，只要能让肌肉感到些许负荷，就能提升肌力。

肌力训练最大的诀窍，就是不可过度。过度运动会让压力变大，反而阻碍生长激素的分泌。而肌肉受伤后的恢复时期，会使这种情况更加明显。如果每天进行，肌肉便无法休息，结果只是徒增疲劳而已。最好间隔 2～3 天，让肌肉充分休养后再进行。

※ 基础代谢率
指生存所需的最低限度能量，是维持呼吸、心脏等内脏运作，保持体温等生命活动必须具有的能量。

基本的肌力训练

不需要器材的深蹲或是跪膝式伏地挺身，都是可以马上实行的肌力训练。调整好呼吸，以自己的步调开始训练吧！次数不用多，一边观察身体状况一边进行即可。

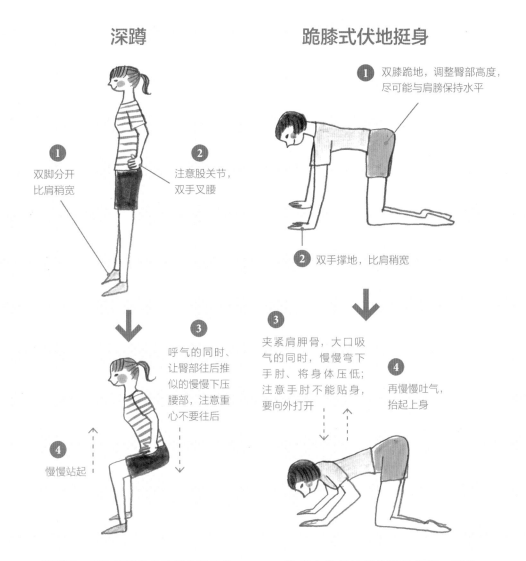

深蹲

❶ 双脚分开比肩稍宽

❷ 注意股关节，双手叉腰

❸ 呼气的同时、让臀部往后推似的慢慢下压腰部，注意重心不要往后

❹ 慢慢站起

跪膝式伏地挺身

❶ 双膝跪地，调整臀部高度，尽可能与肩膀保持水平

❷ 双手撑地，比肩稍宽

❸ 夹紧肩胛骨，大口吸气的同时，慢慢弯下手肘、将身体压低；注意手肘不能贴身，要向外打开

❹ 再慢慢吐气，抬起上身

深蹲是一种可以锻炼身体所有肌肉的训练，尤其对大腿肌肉更加有效。但错误的姿势会导致腰痛。一旦发觉疼痛，就要立即停止。

许多女性无法做好伏地挺身，因此改用跪膝式伏地挺身来减少负荷，同样能够锻炼上半身的肌肉。重点不在于做得多少，而在于姿势正确与否。

Part 3

改善女性特有的生理不适
避孕药 /HRT/ 中药

荷尔蒙失调所带来的身体不适，
可能无法只靠自己的力量来抑制或改善。
这时只需要借助药物的功效，
便可找回健康舒适的每一天。
赶快来了解如何运用这些方法吧！

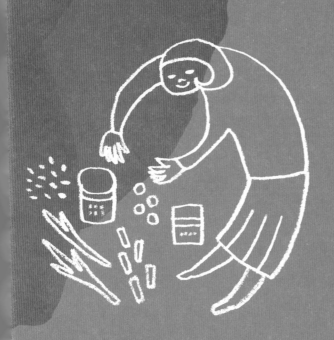

过度忍耐会使症状恶化
女性荷尔蒙失调的三大高效疗法

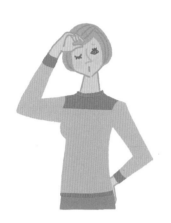

有时需要借助药物
找回精力充沛的生活

要解决女性荷尔蒙失调所引起的各种不适症状，最基本的是从改善生活习惯开始。生活规律、饮食均衡、适度运动，从自己能力范围内的部分开始努力。

接下来是要避免过度操劳，要让身心都得到充分休养。安排充足的休闲时间、适时排解内心累积的压力也非常重要。

若症状持续加剧，也可以考虑使用避孕药、HRT※、中药三种疗法。这三种疗法可以舒缓因女性荷尔蒙失调而带来的身体不适，是帮助女性调养身心的强大助力。

身体不适却一味地忍耐，反而会使症状恶化。即使改善了作息，却还是日日身心疲惫、无法安稳生活时，可以考虑借助药物的力量，不要让忧郁的心情、病痛的身体消耗自己宝贵的时间。认真了解这三种疗法的知识，别轻言放弃，找出能恢复舒适生活的方法吧！

※HRT
荷尔蒙补充疗法（hormone replacement therapy） 的缩写。

避孕药/HRT/中药的特征

避孕药和 HRT 的用药成分同样是女性荷尔蒙，二者皆可立即见效。而中药的药效较温和，至少需要持续服用一个月并观察身体状况。了解各种药物的特性，向医生咨询后，选择最适合自己的方法吧！

低剂量避孕药

从体外摄取女性荷尔蒙，可调节荷尔蒙平衡，有抑制排卵的作用和避孕效果，适合停经前的女性使用。

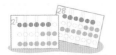

● 抑制排卵，让卵巢得到休息

● 有避孕、调节月经周期的作用

● 可治疗月经困难症、子宫内膜异位症

● 服用以 28 日为一周期

● 可能会引发恶心、腹痛等副作用

● 疑似有血栓生成者不得服用

HRT

使用药物适度补充因卵巢衰老而引起的女性荷尔蒙量缺少。只要服用必需的最低剂量，即可改善停经后的更年期症状，保持健康。

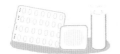

● 补充因衰老而分泌减少的女性荷尔蒙

● 可改善更年期的各种症状

● 有预防骨质疏松症、失智症的效果

● 有药片、贴布、药膏等选择

● 长期服用需要定期接受检查

● 有癌症风险者不得服用

中药

中医的基本理念并非针对单一症状，而是调理全身状态。女性荷尔蒙分泌紊乱引起的不适，正是中医最擅长的领域。

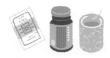

● 调整全身状态，改善各种症状

● 所有人都能长期服用

● 副作用较小

● 可与其他疗法并用

● 有煎药、药散、药片等供选择

● 需要一段时间才能见效

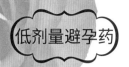

调整荷尔蒙平衡、
管理身体状况的低剂量避孕药

有抑制排卵、
让卵巢休息的作用

避孕药是利用两种女性荷尔蒙（见2页）调配成的药剂，它可以让大脑误判卵巢的运作情况，进而达到抑制排卵、让卵巢休息的效果。

避孕药依其女性荷尔蒙含量，可分为高剂量、中剂量、低剂量三种。一般而言，最常使用的是荷尔蒙量最少、副作用也最小的低剂量避孕药。

低剂量避孕药原本就是专为避孕而开发的，只要记得定时服用，几乎都可以成功避孕。此外，它也有平衡荷尔蒙等其他功效。用它来改善更年期以前的荷尔蒙问题，便能有效调解身心不适。

避孕药的各种效果

● 改善月经困难症、经前期综合征（PMS）

● 调整月经周期

● 改善子宫内膜异位症

● 使经血量减少，改善贫血症状

● 改善皮肤粗糙、青春痘、体毛重等症状

● 预防骨质疏松症

● 预防卵巢癌、子宫体癌

不宜服用避孕药者

● 孕妇，或可能已经怀孕者

● 乳腺癌、子宫体癌、子宫颈癌患者，或疑似罹患以上癌症者

● 重度高血压患者

● 重度偏头痛患者

● 容易生成血栓者

● 35岁以上一天吸烟15支以上者

※40岁以上肥胖的吸烟者，可能会增加血栓生成的风险，请多注意。

彻底了解用药缺点，
比如恶心等副作用

虽说避孕药的副作用很小，但并非完全没有。最常见的副作用是恶心、头痛、乳房胀痛、水肿、异常出血等。这些症状在刚开始服用时特别容易发生，在身体习惯药效后多半会消失。此外，还有微小的概率可能导致血栓形成；如发现异常，请尽快向主治医生求助。

要注意的是，有些人并不适合服用避孕药。例如 35 岁以上有抽烟习惯者就千万不可服用。如果需要服用避孕药，请先到妇科门诊接受诊疗，取得医生的处方。

避孕药的服用方法和种类

避孕药必须经医生诊断，才能利用其功效改善女性特有的生理障碍。它有许多不同的服用方法和种类，因此建议向医生咨询后，再选择适合自己的药物。

种类

依药物内所含女性荷尔蒙的比例，共有以下两种。

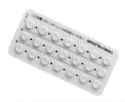

单相型
21 天份，每颗药片内的两种女性荷尔蒙（见 2 页）的比例相同。

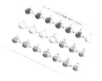

多相型（三阶段）
21 天份，每颗药片内的两种女性荷尔蒙（见 2 页）的比例会有三阶段的变化。

多相型避孕药比较温和，但若未依药片顺序服用，则无法产生效果。

服用方法

服用避孕药须以 28 天为一周期。

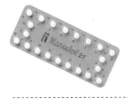

21 粒装
每日服用 1 粒，连续服用 21 天之后再停药 7 天。

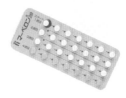

28 粒装
每日服用 1 粒，连续服用 21 天之后的 7 天内，每日服用 1 粒安慰剂。

服用的时机是在月经的第 1～5 天之间。不管是服用哪一种类，都要养成每天定时服用的习惯，才能避免忘记服药。

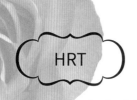

把握最佳时机，从服用避孕药到补充女性荷尔蒙的 HRT

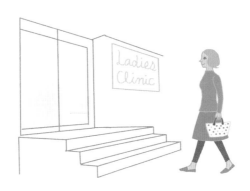

HRT 是通过医疗来补充女性荷尔蒙的减少

HRT 是指在卵巢功能随年龄增长而衰退后，用药物来补充减少的女性荷尔蒙量，借此改善其造成的更年期身心不适。

HRT 所含的女性荷尔蒙量远比避孕药少，因此停经前通过服用避孕药来调整荷尔蒙，在停经后只需要 HRT 便足够。且持续服用避孕药会使体内摄入过多不必要的女性荷尔蒙，所以服用避孕药者，通常会在停经后改用 HRT。

先检测荷尔蒙数值，再考虑是否接受 HRT

停经前，月经※会开始变得不规律，常常以为已经停经了，结果突然又来了。停经指的是月经有 1 年以上未再来潮的状态，因此难以自行判断是否已完全停经。所以在开始进行 HRT 前，要先做血液检查确认荷尔蒙数值。建议进入更年期

※ 停经前的月经
进入更年期后，很多人的月经周期会比以前更短。一般而言，之后的周期会越拉越长，直到完全停经。

后，每半年检测一次荷尔蒙数值，才能掌握自己的卵巢状态。

接受荷尔蒙数值以外的检测以降低风险

需检测的数据，包含女性荷尔蒙之一的雌激素，以及促卵泡激素（follicle-stimulating hormone，FSH）。当雌激素低于标准值而促卵泡激素高于标准值时，大脑会因为卵巢分泌的雌激素过少，而下令让促卵泡激素快速分泌，以促进卵巢分泌雌激素。

如果卵巢功能处于上述的衰退状态，就可以考虑借助 HRT 的力量。实际上，即便是尚未停经者，只要荷尔蒙值已达到适用标准，便可进行 HRT。

因为 HRT 本身也有风险，所以进行 HRT 前，必须接受问诊、血压、血糖值、肝功能、骨量等各类检查。如果检查结果显示风险（见 38 页）较高，便无法实行。

接受 HRT 之前的主要检查

先通过问诊确认症状，接着经血液检查后，若确认荷尔蒙值能借由 HRT 获得改善，再继续进一步检查。

● 问诊
病历、现在的症状、月经状况等

● 内诊、B 超检查
子宫、卵巢

● 血液检查、尿液检查
女性荷尔蒙值、胆固醇值、贫血、肝功能、肾功能、血糖值、甲状腺机能等

● 测量血压

● 测量身高、体重

● 乳腺癌、子宫颈癌、子宫体癌检查

● 骨密度检查

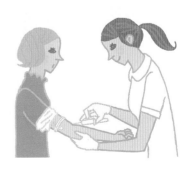

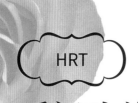

瞬间改善不适症状，超乎想象的 HRT 效果

HRT 是更年期的强大支柱，可以同时预防骨骼和皮肤衰老

即效性是 HRT 的特征之一，不过发挥效果的时间和效力会因症状因人而异。一般而言，开始实行 HRT 2～3 周后，就能明显改善燥热、多汗等更年期特有症状。

持续进行 HRT，预防骨骼和皮肤衰老的效果也会提高，所以也有人为了美容而考虑使用 HRT。除此之外，补充雌激素还有提高注意力、改善记忆力等诸多功效。

HRT 还能守护更年期以后的健康

守护我们身心健康状态的女性

HRT 的主要功效

HRT 除了可以改善更年期的不适症状外，还有保持健康、美丽等各种功效。

- 改善潮热（上火、燥热、多汗）
- 改善晕眩、耳鸣
- 改善心悸
- 改善肩膀酸痛、关节疼痛
- 改善记忆力、注意力衰退的问题
- 改善萎缩性阴道炎、性交痛

- 改善排尿问题
- 增加"好"胆固醇（高密度脂蛋白），减少"坏"胆固醇（低密度脂蛋白）
- 保持肌肤的湿度和弹性，预防皱纹
- 维持骨量，预防骨质疏松症
- 预防失智症

荷尔蒙，其分泌量一旦减少，再加上年龄增长，就会使女性停经后罹患骨质疏松症、心肌梗死、失智症（也称痴呆症）的概率升高。HRT 不只可以改善更年期的不适症状，也能预防这些停经后罹患风险大增的疾病。

及早开始进行 HRT，效果会更加显著，因此应定期检测荷尔蒙值，掌握接受 HRT 的时机。

HRT 也有难以改善的症状

HRT 虽然可以大幅改善更年期的症状，但终究不是万能疗法。在各式各样的症状中，依旧有使用 HRT 也毫无起色的疑难杂症。

遇到这种情况，必须持续观察，万一未曾改善的症状突然加剧，就要向医生求助，也许可以同时用中药或其他疗法获得改善。此外，也要考虑引发这些症状的，是否是女性荷尔蒙减少之外的因素。

最重要的还是不要过度劳累，生活有规律，不能一味地依赖 HRT。无论从体外补充多少女性荷尔蒙，只要自身不改善混乱的作息习惯，那就是本末倒置。想要充分利用 HRT 保持健康美丽的根本在于保持每天规律的生活习惯。注意饮食均衡、睡眠充足、适度运动，认真遵守医生的生活建议才是上策。

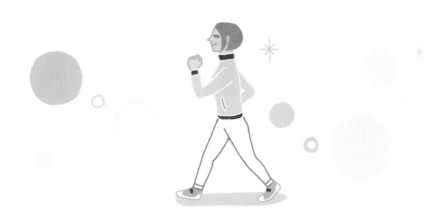

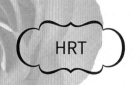

HRT 并非零风险,
深入了解、考量之后再实行

HRT 的主要副作用	
● 白带分泌量变多	● 水肿
● 异常出血	● 恶心
● 乳房和小腹发胀	● 头痛

除了好处之外,
也要充分认识 HRT 的缺点

HRT 既有益健康又有美容功效,着实令人惊喜,但它也不是毫无坏处。由于其风险会因个人病史而升高,所以并非所有人都能实行HRT。

实行 HRT 时,别只着眼于它神奇的效果,一定要仔细聆听医生的说明,了解它的缺点。此外,也不要隐瞒自己的身体状况,正确地传达给医生,才能获得适当的治疗。

刚开始特别容易
产生副作用

开始实行 HRT 时,有不少人会出现白带变多、乳房胀痛等副作用,但这些症状多半只是暂时的,随着身体逐渐习惯 HRT,这些副作用也会随之消失。

不过,也不要因此而刻意忍耐,只要改变药物的服用方法或种类,就可以减轻这些不适症状。HRT 毕竟是为了让身体更好而实行的疗法,如果发生异常状况,一定要尽快就医。

无法实行 HRT 者

● 乳腺癌患者，或是曾罹患乳腺癌者

● 子宫体癌患者

● 血栓症患者，或是曾经有过血栓者

● 曾有不明原因异常出血者

● 可能怀孕者

● 有重度肝功能障碍者

● 曾罹患冠状动脉疾病者

● 曾有过脑出血者

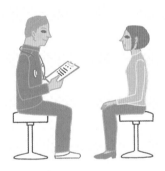

实行 HRT 时需要提高警觉者

● 曾罹患子宫体癌、卵巢癌者

● 60 岁以上，或是停经 10 年以上且初次实行者

● 肥胖者

● 有血栓生成风险者

● 曾罹患冠状动脉挛缩性狭心症、微小血管狭心症者

● 慢性肝病患者

● 曾罹患胆囊炎、胆结石者

● 高血压、糖尿病患者

● 重度高三酸甘油酯血症患者

● 曾罹患子宫肌瘤、子宫内膜异位症、子宫腺肌症者

● 偏头痛、癫痫患者

● 急性紫质症患者

● 系统性红斑狼疮（SLE）患者

HRT 对女性癌症风险的影响

接受 HRT 后，很多人担心深受女性荷尔蒙影响后，罹患子宫体癌、乳腺癌的风险将会提高。但实际上，合并使用雌激素和黄体酮，已被证实可降低患子宫体癌的风险，而 HRT 是多半会合并使用这两种女性荷尔蒙的药剂，所以不必过于担心。

乳腺癌方面，连续 5 年进行 HRT，罹患风险会升高一点点，很多人因此会考虑只接受 5 年的 HRT，再转向中药疗法。

除此之外，血栓、脑出血、心肌梗死的风险也会稍微提高，风险因个人状态而异。了解自己的身体状态及可能的风险，确定能够接受以后再开始实行 HRT 吧！

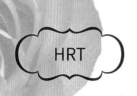

HRT

HRT 并非只有一种，
可用的药物琳琅满目

成分

HRT 使用的药物，依成分大致可分为三类：雌激素剂、黄体酮剂以及二者的混合剂。雌激素当中，也有药性温和的低剂量药品。

黄体酮剂

为了降低患子宫体癌的风险，须与雌激素剂合并服用，最常见的形式是药片。

雌激素剂

HRT 主要使用药剂，可改善更年期症状，有保持健康和美容的效果，通常会和黄体酮剂一起服用。

**雌激素与
黄体酮混合剂**

将两种荷尔蒙混合而成，使用方便，有药片和贴布两种形式。

认真了解自己的状态，
再决定药物和施药方法

HRT 药物依成分、用法、用药方法可分为许多种类。选用何种药物、如何用药，都必须基于个人的检查结果及状态来决定。例如，进行 HRT 的目的是"改善更年期的不适症状""预防骨质疏松症"等，"贴布比较省事"之类的用药便利度也是决定用药方法的重点。先将自己的忧虑和不适症状告诉医生，再找出最适合自己的 HRT 方法。疗程开始后，依然能够更换药品和用药方法。

药物种类

除了一般常见的药片外，HRT 使用的雌激素剂还有贴布和药膏的形式。了解各种药剂的特点，选择最适合自己习惯的类型吧！

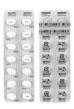

药片

一般的片状药剂，务必遵守用量，并养成在固定时间服用的习惯。

贴布

贴在下腹部等地方，通过皮肤直接被血液吸收，不会对胃和肝脏造成负担，但皮肤敏感者可能会泛红发痒。

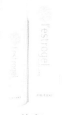

药膏

和贴布一样，优点是不会对胃和肝脏造成负担，而且比贴布更不容易过敏。

用药方法

进行 HRT 时，要依停经年数、症状等个人情况，选择最适当的用药法。使用雌激素和黄体酮混合剂时，需要持续用药。

单独用药

只使用雌激素的方法，适合因子宫肌瘤和子宫内膜异位症而摘除子宫，或是只想进行短期 HRT 者。除了不易产生恶心等不适症状外，也几乎不会出血。

持续用药

每日使用雌激素剂和黄体酮剂的方法，初期会有异常出血，但会慢慢消失。适合已停经 5 年以上者。

周期用药

和避孕药一样，需要周期性停药的施药方法。也有每日持续施用雌激素剂不需要停药的方法。这个方法会因周期性定期而轻微出血，适合刚停经者。

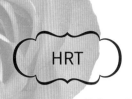

定期检查及自我管理，
是避免 HRT 风险的关键

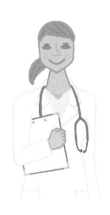

接受定期检查，
和医生讨论实行 HRT 的时间

进行 HRT 前，需要接受多项检查，开始 HRT 以后也必须定期检查，长期追踪身体状况。更年期后，就年龄而言也特别容易罹患癌症及其他生活习惯病。进行 HRT 的同时，定期接受检查，也能够早日发现病兆，保持健康，可谓一举两得。

定期检查的项目，与进行 HRT 前的检查（见 35 页）相同。从这里起步，持续追踪身体状态，再依其结果、症状改善的情况，来调整

HRT 的内容。

何时停止治疗，基本上由个人决定。大多数人会考虑进行为期 5 年的疗程，可以在更年期的严重症状舒缓后停药，也可以为了预防骨质疏松症、保持肌肤弹性、养颜美容而持续一辈子。

但长期接受治疗，最重要的还是定期接受检查，借此掌握患病风险。一旦风险高过 HRT 的效果，就必须停止用药。寻求已有许多 HRT 经验、值得信赖的医生作为主治医生，与他们保持良好的沟通也非常重要（见 158 页）。

HRT

Q & A

HRT 的花费大概是多少?

A 部分药物适用于医保报销。

部分 HRT 药物在医保报销范围内，费用依药品种类、是否自费诊疗而异，如有需要请到门诊询问。

忘记用药时怎么办?

A 不用慌张，隔天继续用药即可。

不必太过紧张，只要隔天开始继续用药就可以。不过要小心，未按规定用药可能会导致异常出血。如果是口服药，一定要养成每天在饭后或睡前等固定时间服用的习惯。忘记服药的时间太久，会令好不容易改善的症状复发。

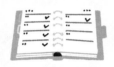

治疗期间可以吃感冒药吗?

A 基本上可与其他药物并用，若还是担心，建议向医生咨询。

进行 HRT 期间，可以安心服用感冒药、抗过敏药、头痛药、便秘药等药品，如果担心亦可向医生确认。

停用 HRT 后，症状不会复发吗?

A 只要慢慢减少用药量，多半不会复发。

HRT 中的荷尔蒙量，一般会随着治疗时间、年龄而逐渐减少。突然停药可能会导致症状复发，因此要慢慢减少摄取的荷尔蒙量。如果还是有复发症状的话，亦可重新接受治疗。

 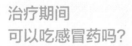

有人在更年期症状痊愈后才开始进行 HRT 吗?

A 也有人停经 5 年以上才实行 HRT。

HRT 通常是用来治疗严重的更年期症状，不过考虑到它有预防骨质疏松症的效果，建议尽早开始实行。但也有停经 5 年以上突然发生肌肉萎缩、骨密度降低、阴道萎缩等更年期后期症状，而开始实行 HRT 的案例。

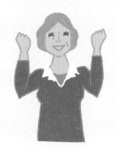

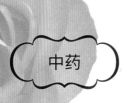

中药

用温和有效的中药
慢慢调理体质

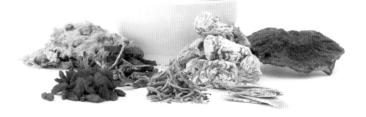

中医的观念是
以调养身体状态为先

中医的基本观念是调养身体平衡，以改善不适症状。只要将根本的身体状态调养好，各种不适就都会自然消失。

女性荷尔蒙分泌紊乱，会导致身心出现许多症状，要一一对症下药并非易事，而中医只需一帖药，即可改善整体症状。

只是与短期就能有显著效果的避孕药和 HRT 相比，中药的效果需要一段时间才会显现。治疗病灶的同时，慢慢将身体调养至健康状态，是中医特有的做法。

中药的魅力是副作用较小
亦可与其他药物并用

中药的好处之一，就是副作用较小，因此可以长期服用，也多半可与其他疗法并用。

中药和避孕药、HRT 并用，可改善更年期症状；也可以先用中医养身，再实行 HRT；另外，也有人先用 HRT 改善症状，再转向中医疗法。

在心理症状方面，中医的效果也比较显著。不要局限于避孕药、HRT或中医其中一方，比较各自的优缺点，依自己的状态搭配用药即可。如果需要合并用药，千万别自行决定，务必先向医生确认后再进行。

中药的优缺点

优点

● 只要一种处方就能改善各种症状

● 多数处方都能确保长期有效

● 副作用较小

● 可长期服用

● 所有人皆适用

● 可与避孕药、HRT 并用

缺点

● 需要长时间服用才能见效

● 针对更年期的潮热症状，效果不如 HRT 明显

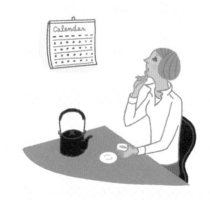

中药的两大副作用

虽说中药的副作用较小，但依然有以下两大副作用。

血压上升　　　　　　　肝功能障碍

要定期到医院接受检查，一旦发现身体异常，就要停止服用或是更换处方。只要停用会产生副作用的处方，便可恢复原状。

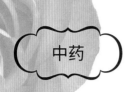

即便症状相同, 处方也因人而异, 如何找出适合自己的中药?

最重要的是辨明"证", 建议先向医生咨询

在中药里, 即便想改善的是同样的症状, 也有许多不同的处方, 必须依患者的体质、体力等状态选出最合适的药方。

患者所展现的状态, 在中医中被称为"证"。即使症状相同, 只要"证"有差异, 处方也就不同。"证"会随着年龄和季节而改变, 因此必须根据"证"的变化更换处方。

"证", 须用中医里名为"四诊"的四种方法来诊断。因此, 要找出适合自己的中药, 最正确的方法就是接受专业中医生的诊断, 由医生开立处方。如果只是想先试试疗效, 到药店购买市售的中药也不失为一个方法。但此时最好先找药剂师咨询, 仔细描述自己的症状后, 再选择适当的处方。

至少连续服用一个月才能见效

先持续服用一个月, 中药的效果才会慢慢显现。观察身体的状态,

虚证和实证

"证"有很多不同的分类方法, 最具代表性的即是"虚实"。

简单来说, 缺乏体力者是"虚证", 体力充沛者是"实证", 居中的则是"中间证"。

实证者服用虚证的处方, 身体不会有任何起色; 但虚证者服用实证的处方, 则会引发胃痛、腹泻、湿疹。了解自己身体的虚实, 有助于选择适合自己的中药。

即使最主要的症状不见起色，但只要其他部分的状况有显著改善，也算是充分发挥了药效。

反之，如果服药后身体毫无变化，或许就是处方不太合适。倘若药太苦，实在咽不下口，也可能表示药材与"证"不合，最好更换一下处方。

副作用虽小但仍须多加留意

中药的特色是药效温和、副作用小，但刚开始服药时，还是有可能出现恶心、腹泻、头痛、发疹等症状。

这些症状被统称为"瞑眩"，虽说是因身体产生变化而发生的常见现象，但还是建议不要自行判断，立刻求助医生或药剂师的同时，也请注意血压上升、肝功能障碍两大副作用。

中药 Q&A

什么是四诊？

A 即望诊、闻诊、问诊、切诊。望诊就是所谓的视诊；闻诊即是用听觉、嗅觉、声音和体味来诊断；问诊是以问答方式来诊断；切诊又包含脉诊和腹诊，是以触摸来诊断。

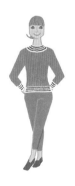

虚证的特征
● 瘦弱或虚胖
● 缺乏体力
● 肠胃不好、食量小
● 容易腹泻
● 气色不好、肌肤干燥

实证的特征
● 肌肉发达且结实
● 体力好
● 肠胃功能强、食量大
● 容易便秘
● 气色好、肌肤有光泽

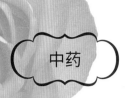

调养女性生理不适效果惊人的中医三大处方

多半用于初次尝试的加味逍遥散

中药，是指用从自然界中采得的药材※调配而成的药方，是经长年累月尝试的结晶，因此也有数不尽的种类。

在众多中药里，最适合调养女性生理不适的三大处方，就是加味逍遥散、桂枝茯苓丸、当归芍药散。每一种处方，都能有效缓解上火、肩膀酸痛、发冷、月经不调的症状。

这三种处方中，最基本的是加味逍遥散。在评估患者体力究竟是充沛（实证）还是不足（虚证）时，属于中间类型者即适用这种处方。它能有效镇定暴躁和其他心理症状，因此在治疗更年期障碍的时候，大多数人会率先尝试这帖中药。

体力充沛者服用桂枝茯苓丸，不济者服用当归芍药散

体力比较充足或是症状较严重的患者，可选用桂枝茯苓丸；反之，体力不足、容易疲劳者，则适用当归芍药散，贫血、血虚者亦可使用。

※ 药材
指有疗效的天然植物、动物、矿物，将之做成药物长期服用。大多会晒干保存，简单加工成方便使用的状态。即便是同一株植物，也会因根、叶、树皮、果实有不同的疗效，而分别制成不同的药材。

有效改善女性生理不适的三种处方

针对更年期等女性生理不适，首先可以考虑以下三种处方。但依症状发作的情形也可能更适用其他处方，因此最好先向医生或药剂师咨询。

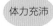 体力充沛

体力不济

桂枝茯苓丸

最大的作用是能疏通阻塞的血液，适用于体力充沛、腹胀、小腹疼痛者。它不仅能改善月经困难、月经不调，还可以消除冻疮、黑斑、面疱、湿疹、痔疮、瘀青等症状，亦可用于治疗子宫肌瘤。

加味逍遥散

可用来改善月经困难、月经不调等由荷尔蒙失调引发的各种症状。它能够促进血液循环，温热体内，对于肩膀酸痛、上火、晕眩等生理不适，以及失眠、易累、情绪不稳、暴躁等精神方面的症状也很有效。

当归芍药散

能促进血液循环、温热体内、改善贫血，普遍适用于体力不济、容易疲劳、气色不佳者。它能调节荷尔蒙平衡，改善月经障碍，也能舒缓发冷、水肿、晕眩、站起后眼前发黑、疲劳、肩膀酸痛等症状。

有效服用中药的重点

● 养成习惯、遵照指示持续服用

● 饭前、两餐之间空腹时服用（肠胃较弱者可饭后服用）

● 为了同时获得气味的效果，粉状的药散最好用热水泡开服用

● 千万不要擅自增减服用的剂量

构成人体的气、血、水

中医认为，人体是由气、血、水三个要素构成的。气是生命能量，血是血液和内脏，水则是血液以外的液体。它们也代表了人体的免疫力，三者能在体内均衡循环才是健康的条件。中药的作用，就是将这三个要素调节至最佳状态。

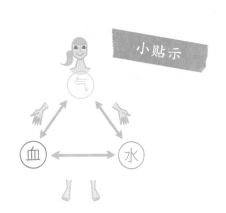

小贴示

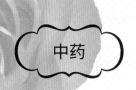

配合症状，妥善运用中药

中间证
温清饮

促进血液循环，避免上火和燥热，适合皮肤容易干燥、气色不好者。

实证
葛根汤

可温热身体、促进发汗，能改善感冒初期症状、肩颈酸痛、肌肉痛，适合体力充沛者。

虚证
归脾汤

适合体力不佳、有贫血症状者。可调节胃部状态，改善贫血、失眠、情绪不稳、倦怠等。

实证
黄连解毒汤

可驱散体热，改善暴躁、失眠、上火、心悸，适合体力较充沛者。

虚证
甘麦大枣汤

可用来舒缓幼童半夜哭闹，亦可抑制精神亢奋，改善失眠和焦虑，适合体力不济者。

虚证
桂枝加芍药大黄汤

可温热身体，调整肠胃状态，改善便秘。适合体力不佳、腹胀不适者。

除了三大处方外，还有其他多种中药处方

根据药材搭配的不同，中药可组成多种不同的处方；而处方也依患者的症状强弱，需要稍微改变比例。此外，中药虽多半慢慢见效，不过也有像治疗感冒的葛根汤一样立即见效的配方。

主动将自己的症状变化、最想改善的症状告知医生或药剂师，选出最适合自身体质的配方吧！这里就来介绍三大处方以外，人们使用最多的处方。

虚证

桂枝加芍药汤

可温热身体，改善腹痛、便秘和腹泻等排便问题。适合体力不佳、胃部较虚弱者。

中间证

疏经活血汤

可促进血液、体内水分循环，改善神经痛、肌肉痛、关节痛、腰痛，适合体力中等者。

虚证

防己黄芪汤

可促进体内水分循环，改善水肿、多汗、肥胖。适合易疲累、气色不佳且微胖者。

虚证

杞菊地黄丸

有益于眼睛，可改善眼睛疲劳、视力模糊、上火、晕眩等，适合容易疲劳者。

虚证

大建中汤

适合体力不佳、容易因体寒而腹泻者，可调整肠胃状态，改善腹痛。

虚证

补中益气汤

可帮助体力衰退者促进肠胃蠕动，使体力和气力得以恢复。可以改善夏季疲劳、食欲不振等。

虚证

牛车肾气丸

可促进血液循环，改善腰腿疼痛、发麻、排尿问题等。适合腰部、足部易冰冷者。

虚证

当归四逆加吴茱萸生姜汤

可促进血液循环，温热身体，改善头痛、腹痛、腰痛等。适合体力不佳、手脚冰冷者。

实证

薏苡仁汤

可帮助身体排出多余水分，改善关节、肌肉，适合手脚冰冷且经常水肿者。

中间证

五苓散

可促进体内水分循环，帮助排出多余水分，改善水肿、恶心、晕眩等。

中间证

女神散

可调节气、血、水平衡，改善晕眩、上火、焦虑，也适用于更年期症状。

中间证

抑肝散

可抑制神经兴奋，改善暴躁和失眠，也适用于更年期障碍、经前期综合征。

虚证

酸枣仁汤

可稳定精神，改善失眠等症状，适合身心疲劳、体力不济者。

虚证

八味地黄丸

可帮助体力衰退者加强身体机能，改善腰腿疼痛、排尿问题、皮肤干燥。

虚证

苓姜术甘汤

可温热身体，改善腰腿疼痛，适合手脚冰冷（尤其是下半身明显发冷）、尿频者。

虚证

真武汤

可温热身体，改善慢性腹泻、腹痛、倦怠等，适合瘦削且体力不佳者。

虚证

半夏白术天麻汤

可改善体内水分堆积、营养失衡、晕眩和头痛，适合胃部虚弱、体力不佳者。

虚证

苓桂术甘汤

可促进体内水分循环，改善晕眩、站起眼前发黑、心悸气喘等，适合身体虚弱者。

首要目标是
正确的饮食，
其次再用保健品
补充缺乏的营养

营养最好能够从食物中摄取，
但从日常饮食中，实在难以一次性补足所有的营养。
此时我们需要的，就是针对缺乏的营养成分所开发的保健品。
好好地利用保健品来保持身体健康吧！

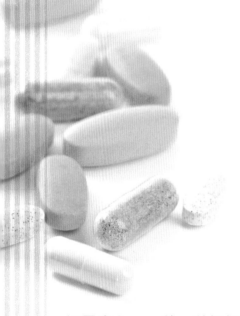

就医却相当恼人的症状。这时利用保健品补充缺乏的营养，即可改善这些不适症状。具有调节女性荷尔蒙平衡、延缓肌肤老化、预防生活习惯病等诱人功效的保健品也不在少数。

保健品的种类琳琅满目，让人不知该从何试起，但为了准确掌握其功效，最好不要同时服用多种保健品，以一次尝试一种为佳。

切忌贪心，一种一种慢慢尝试

随着年龄增长而减少的女性荷尔蒙，以及容易缺乏的营养素，伴随出现肌肤问题、倦怠感等不需要

每月固定购买预算，
才是最聪明的方法

保健品并不会立即见效。开始服用新的保健品后，至少要持续服

服用保健品的其他注意事项

注意身体的变化

如果身体状况有显著改善当然很好，但天然成分的制品可能会引发过敏。开始服用后，最好记录服用分量和身体变化。

仔细确认标示的内容

购买前要仔细确认成分、含量等信息是否有明确标示，最好能多比较几种成分相同的保健品。

怀孕和哺乳期要避免服用

怀孕、哺乳中的妇女可能会因保健品影响，导致产检不顺利，甚至发生查无结果的情形。同样，除了儿童专用的综合维生素外，要避免给儿童服用保健品。

只继续服用有显著效果的保健品

很多人会因为服用的保健品没有特别的效果，就姑且继续服用。此时最好先暂停服用。如果身体状况恶化，再继续服用即可。

完一瓶，并观察身体的状态。如果效果不明显，那可能就是该保健品不适合自己的体质。

很多人在多方尝试时，不知不觉就买了一大堆保健品。但建议最多服用 5～6 种就好，毕竟无限制地增加种类，花费也会非常可观。

如果想持续服用真正对自己有益的保健品，建议先固定预算，再将种类控制在一定的数量内，或者一开始就选用合并多种成分的保健品。

服用多种保健品时要避免成分重复

维生素 A 和维生素 D、大豆异黄酮、维生素 B_3 等保健成分，若是摄取过量则会产生副作用，甚至可能危害健康。

同时服用多种保健品虽然基本上没有问题，但保健品除了主要成分外，还包含多种其他成分。若重复摄取这些其他成分，就会产生摄取过量的问题。

为了避免上述问题，首先要遵守每日可服用的分量，之后再明确掌握各种保健品的内含成分，尽量避免重复。不论哪一种成分，过量摄取都没有好处。

此外，保健品的成分也可能会影响药效，所以平时有服药习惯者或是正在接受治疗者，最好先向医生确认是否可以服用。

保健品的成分

保健品内含的各种成分，

可在美容、健康方面带来令人惊喜的效果，

依自己的需求选择合适的保健品吧。

但保健品毕竟不是万能药，

千万别以为服用了就能高枕无忧。

调整日常的饮食、运动和睡眠等生活习惯，

才是保持健康的根本之道。

大豆异黄酮

对于更年期的潮热症状有极大的舒缓效果，无法进行 HRT 者亦可服用。由于食品之外的摄取量每日 30mg，要注意避免摄入过量（见 64 页）。

雌马酚

人体通过大豆异黄酮，进而吸收获得雌激素功能的成分称为雌马酚。要摄取大豆异黄酮，内含的大豆异黄酮苷素就会在肠内菌群的作用下转化成雌马酚，开始进行类似雌激素的作用。不过根据报告结果显示，在亚洲大约只有 50% 的人能在肠内成功转化出雌马酚，所以也可以直接服用雌马酚，效果会比较显著。

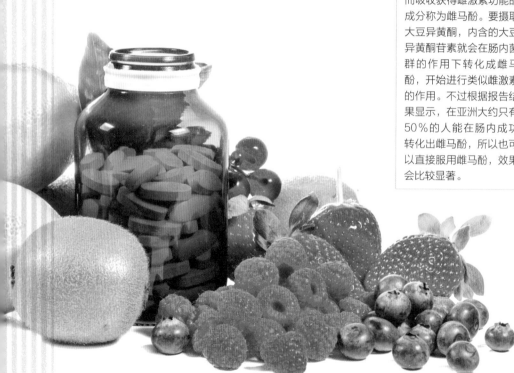

碧萝芷

从法国大西洋沿岸的松树皮中萃取，具有强抗氧化作用，能达到美肤效果；还能改善痛经、经前期综合征、更年期障碍等。另外，它还能保护血管，预防生活习惯病，改善肩膀酸痛和水肿。

虾红素

由虾、蟹、鲑鱼所含的红色色素构成，是一种类胡萝卜素。这种成分与其他抗氧化成分相比，可产生较强的抗氧化作用，不仅可以减少黑斑、皱纹的产生，还能预防生活习惯病，并能有效改善眼睛疲劳。

胎盘素

胎盘中含有多种营养素，萃取其精华可制成注射型或口服型胎盘素。口服型胎盘素多半取自猪类，拥有抗老化、美肤、改善更年期障碍等多种功效。

辅酶 Q10

它是体内所有细胞皆具有且产生能量的必备分子。最广为人知的效果就是预防心脏疾病、消除疲劳，另外也能提高代谢、避免发胖。虽然辅酶会在体内合成，但40岁后合成量会迅速减少。

硫辛酸

是细胞内含的一种辅酶，有水溶性和脂溶性，能产生强抗氧化作用，预防老化，消除疲劳，并帮助减肥。服用时，有极低的概率引发心悸、冷汗、颤抖等副作用，注意不要摄取过量，如有异常马上停用。

胶原蛋白

一种打造身体的重要蛋白质。最常见的效果是保持肌肤弹性，另外还有保护血管、避免掉发、预防眼睛和骨骼等老化的功效。虽然人体内会自行生成胶原蛋白，但生成量会随着年龄增长而减少。

玻尿酸

它是一种在皮肤、肌肉、软骨、大脑、眼球等各个组织中含有的成分。具有锁住大量水分、保持肌肤和眼睛湿润的作用；也能帮助关节顺利活动，舒缓关节疼痛。会随着年龄增长而减少，尤其是40岁后会加速流失。

鸟氨酸

蚬类里的一种氨基酸，可提高肝功能，有效消除疲劳和压力。此外，它也有促进生长激素分泌、增强肌肉力量、提高新陈代谢、抗老化、减肥及美肤等功效。

综合维生素和综合矿物质

由多种维生素或矿物质制成的保健品。各种营养素相辅相成，效果加倍，但光靠日常饮食难以充分摄取，还需补充复合维生素、复合矿物质来加以均衡，是调节身体状态的基本保健品。

Part 4
提高女性荷尔蒙的饮食秘密

在忙碌的生活中，
往往会不小心忘记进食。
摄取的食物与身体状态息息相关，
进食的场合、分量和品质，
都必须随着年龄增长而更加讲究。
每日三餐的积累非常重要，
关注自己的饮食生活，
尽可能开始着手改善吧！

采取减轻身体负担的
进食方法

固定进食时间和分量，
身体轻松无负担

身体是由食物打造而成的，这是再清楚不过的事实。然而在繁忙的生活中，我们往往会忽视饮食习惯的重要性，敷衍了事。其实，只要检讨自己混乱的进食方式，就能轻松改善身体的许多疑难杂症。

最重要的就是进食要规律。先从固定三餐的进食时间开始做起吧！每天在不同的时间进食，身体无法建立规律；规律一旦错乱，荷尔蒙也会随之失控。

进食的分量也一样，今天去吃自助餐吃到撑，明天只用一个饭团解决一餐，这种方式当然不可能有益于健康。即使无法完全固定，依旧要注意掌握分寸。

年轻时的进食方法
无法通用一辈子

年龄越大，身体就越需要保持体内的规律，千万不要继续采取加重身体负担的进食方法。就算你是任意进食也毫无不适者，在未来体力衰退之际，也会出现肠胃或肌肤方面的问题。

此外，身体代谢会随着年龄的减缓，变得更容易发胖，所以必须控制对碳水化合物的摄取。肥胖会导致更年期出现膝盖疼痛，让身体变得难以活动，同时也会造成肌力和骨骼退化。

保持年轻和健康的进食方法

仔细确认自己的进食方法，才能维持健康和女性荷尔蒙平衡。不必对自己太严格，只要从能力范围内开始努力即可。

定时定量吃三餐

尽可能每天固定用餐的时间、次数和分量。早餐能让身体开启活动模式，建立每天的生活规律，因此千万不能省略。

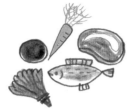

均衡摄取多种食材

注意食物配色，种类自然也会更加丰富。若是无法在一餐中全部摄取，可以分成 3～4 天来进食，努力让餐点内容更加多元而不重复。

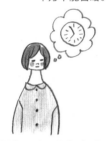

睡前三小时用完晚餐

饭后立刻就寝会造成肠胃负担，使睡眠质量下降，甚至会影响荷尔蒙分泌，对于管理体重也非常不利。

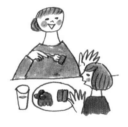

与他人一起用餐

和熟人一起愉快地用餐，有助于消除压力。虽然不必餐餐都如此，但最好找机会与他人一同用餐。

减少摄取碳水化合物

由于人体代谢会随着年龄增长而下降，故需避免摄取过量的碳水化合物。建议早餐、午餐摄取碳水化合物后，晚餐便不要再摄取。

因压力太大而暴食，该怎么办？

小贴示

我们经常看到某人因压力太大而暴饮暴食，这可能是压力导致脑内神经传导物质即血清素不足的缘故。

此时所产生的食欲，不论怎么忍耐也难以自我控制。因此消除压力是当务之急，也可以选择寒天（琼脂）等低卡路里食品来解馋。

此外，血清素还可以通过晒太阳、健走、与他人或动物进行肌肤接触来增加，仔细咀嚼食物也是一种很好的方法。

提高女性荷尔蒙的补肾食物

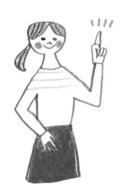

补肾是中医的抗老化方法

所谓的"肾"，在中医里是指肾脏、生殖器官和泌尿器官。肾脏里储存了与生俱来的生命能量，一旦减少就会使人老化。换言之，中医所说的预防肾亏，就是要保持青春活力。

肾功能会随着年龄增长而逐渐衰退，过度劳累和压力同样会使肾功能衰退，所以长期操劳会使人老得更快。

日常要为对我们很重要的肾补充元气、使其保持活力，就要多摄取补肾的食物。建议煮熟后再食用，效果会更显著。

肾的作用可赋予肌肤和头发润泽

肾的运作会使人体成长，也与荷尔蒙分泌息息相关。中医所说的肾也包括卵巢，因此卵巢也是保持女性荷尔蒙均衡的重要器官。只要肾能顺利运作，荷尔蒙就会平衡，肌肤、头发和骨骼也就会健康。

可能是肾亏的症状

● 月经不调

● 倦怠感

● 掉发、白发

● 尿频、漏尿

● 骨密度变低

建议多加摄取的补肾食物

补肾食物也就是所谓的强精食材。均衡摄取，让每天都元气十足吧！

蔬菜

例如像山药一样黏糊糊的蔬菜，都有补肾的功效。

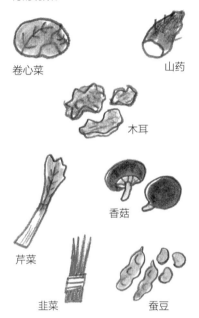

卷心菜　　　　　　　　　山药

木耳

芹菜

香菇

韭菜　　　　　　蚕豆

蛋白质

羊肉、鸡肉、鹿肉、泥鳅、虾等食材，也有温热身体的效果。

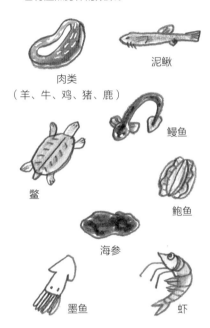

肉类　　　　　　　　　泥鳅
（羊、牛、鸡、猪、鹿）

鳗鱼

鳖

鲍鱼

海参

墨鱼　　　　　　虾

水果、谷物

植物的果实是新生命的源头，也强烈推荐葡萄和栗子。

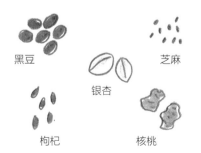

黑豆　　　　　　　　　芝麻

银杏

枸杞　　　　　核桃

其他

有些香料亦可补肾，海藻类则有羊栖菜和昆布等。

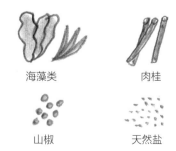

海藻类　　　　　　肉桂

山椒　　　　　　天然盐

用温热饮食
预防身体发冷，
使卵巢机能
更活跃

如何从体外温热全身

- 衣着要够保暖（腹部着凉等同于卵巢受寒）
- 避免穿着紧身衣物，阻碍血液循环
- 泡澡让身体由内暖出来
- 善用保暖用品
- 避免空调温度设定过低

受寒会使身体功能衰退

女性天生就是易受寒的体质，可以产生热能的肌肉量较男性少；再加上月经周期带来的荷尔蒙分泌变化，也是发冷的主因。

身体一旦受寒，血液循环就会跟着变差，体内各部位运作受阻，卵巢功能也会衰退。由于免疫力随之下降，人体也会变得容易受到病菌感染。"体寒是万病之源"，身体受寒会导致皮肤粗糙、肥胖、倦怠、肩膀酸痛、腰痛等症状。

有些人会手脚冰冷或是身体发冷，但更多女性对体寒毫无知觉。随着年龄增长，既有的血液循环不良再加上荷尔蒙失调，也会导致体寒。别太相信自己身强体壮，还是多多保暖为宜。

夏天也要注意摄取
温热身体的食物

避免摄取过多冷食，尤其是夏天的饮料、冰品，一不小心就会过量。其他如番茄等夏季蔬菜，也会驱散体内的热量。夏季的空调也会使身体发寒。所以要尽量摄取常温或温热的食物，少吹空调；冬季的根茎类蔬菜也有温热身体的功效。

一般人最需留意的是减肥导致的营养不足。缺乏营养便无法产生足够的能量，也就无法暖起来。可以靠运动促进血液循环、促进人体代谢，不论是对于保暖还是减肥都有很好的效果。

如何摄取温热身体的食物

最重要的是吃早餐，让身体完全苏醒，并且三餐要定时定量。

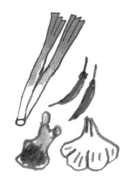

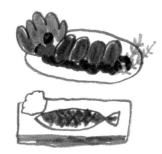

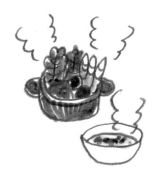

妥善应用温热食材

寒凉食材中也有重要的营养素，只是要避免摄取过量，可以煮成热食，或搭配温热食材一起料理后再食用。使用生姜、葱等作为佐料也很棒！

摄取优良蛋白质

蛋白质是制造肌肉和血液不可或缺的营养素，也是分泌荷尔蒙必备的元素。不论年龄大小，都要摄取充足的肉、鱼、蛋、大豆等蛋白质。

尽量避免冷食，多吃温热的食物

尽量少喝冷饮或吃甜食。用餐时，加上配料丰富的汤品或火锅，不仅可以温热身体，也能方便摄取均衡的营养。

温热食材

● 蔬菜

红萝卜、南瓜、葱、洋葱、韭菜

● 水果

苹果、李子

● 蛋白质

羊肉、鸡肉、虾、沙丁鱼

● 其他

生姜、辣椒、大蒜、芥末、山椒、肉桂、红茶、黑糖

寒凉食材

● 蔬菜

小黄瓜、番茄、茄子、芹菜、白菜、毛豆

● 水果

西瓜、香蕉、梨、柿子、橘子

● 蛋白质

蛤蜊、蚬子、章鱼

● 其他

海苔、羊栖菜、昆布、绿茶、白砂糖

拥有类似雌激素的作用 摄取大豆异黄酮

大豆异黄酮的功效

● 改善月经不调	● 改善胆固醇值
● 减轻更年期症状	● 降低体脂
● 保持肌肤弹性、滋润	● 预防骨质疏松症
● 促进血液循环、改善血压	● 降低乳腺癌风险

**大豆异黄酮
堪称植物性雌激素！**

大豆胚芽里所富含的大豆异黄酮，其化学构造与女性荷尔蒙中的雌激素非常相似，故又被称作植物性雌激素，在人体内会产生和雌激素相同的作用。

它可以舒缓因雌激素减少而引起的各种不适，无疑是女性更年期前后的好帮手！此外，它还有助于钙质代谢，可预防骨质疏松症。根据研究表明，它还能降低多余雌激素所导致的乳腺癌风险。

**不依靠保健食品，
从食物中摄取营养才是根本**

富含大豆异黄酮的食材有大豆及其制品。像是味噌、豆腐等，都是优良的大豆制品，注意多摄取即可。只要长期食用，就会有显著的效果。

最近市面上虽然也出现很多强化大豆异黄酮的保健食品，但从食物中摄取才是根本。如果想要另外补充特定保健食品的话，标示成分中的"去醣基大豆异黄酮"摄取量需要控制在每日 30 mg 以下。

保健食品虽然比食物能更方便摄取大豆异黄酮，但不论这种成分怎么好，长期过量服用都会破坏身体平衡。

含有大豆异黄酮的主要大豆制品

不要只摄取大豆制品，也要均衡补充其他食物，这样才能增强大豆异黄酮的效果。

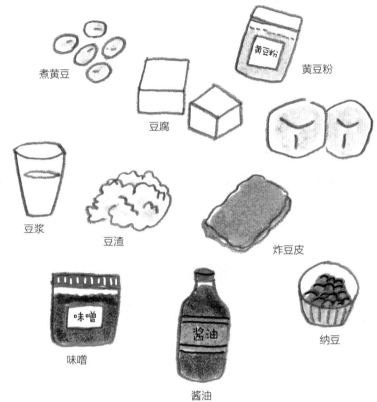

煮黄豆

黄豆粉

豆腐

豆浆

豆渣

炸豆皮

味噌

酱油

纳豆

小贴示

何谓去醣基大豆异黄酮？

大豆异黄酮进入体内后，会在肠道被糖分解，转换成去醣基大豆异黄酮后再被吸收。与糖结合的大豆异黄酮，每 1 mg 相当于约 0.625 mg 的糖苷配基。保健食品的每日摄取量上限，取决于糖苷配基的分量。

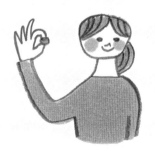

用钙质和维生素 D 保持骨骼强健

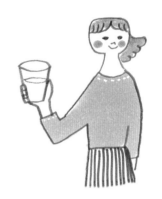

不知不觉就骨折了！恐怖的骨质疏松症

骨骼虽然会随着人体成长而逐渐粗壮，但女性在 20 岁以后，骨量就会达到巅峰。直到 40 岁前，都会一直维持高峰期的骨量。之后便会随着年龄增长而逐渐衰减。

骨质疏松症，是指骨骼内出现大量空洞的疾病。由于几乎不会出现自觉症状，于是患者会在不知不觉中，突然产生压迫性骨折、背脊弯曲或是身高下降等症状。

女性荷尔蒙开始减少后，女性骨密度就会迅速下降，因此 50 多岁骨质疏松症的患者人数，女性是男性的 3 倍之多。所以从年轻时开始，就要尽可能努力地保持骨骼的密度。

多摄取构成骨骼的钙质与帮助钙吸收的维生素 D

钙质是骨骼的根本。倘若饮食中没有摄取足够的钙质，骨骼内的钙质就会溶入人体以便补充。但依现状来看，仍有不少人未能达到一日建议的摄取量，因此首要的就是切实摄取富含钙质的食物。

除了钙质，摄取维生素 D 能促进钙质的吸收，因而也十分重要。如果只是单纯地补充钙质，人体是难以吸收的。

维生素 D 会消灭老旧骨骼，有代谢、制造新骨骼的作用，和钙质同为保持骨密度的必备营养素。单纯地晒晒太阳，也能使皮肤产生维生素 D，别老是宅在家，到室外晒晒太阳吧！

富含钙质的食物

若盐分摄取过多，钙质就会随之一起溶入尿液，排出体外，因此减少盐分摄取也是很重要的。

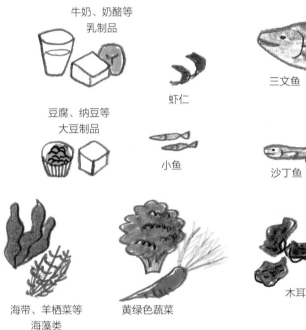

牛奶、奶酪等
乳制品

虾仁

豆腐、纳豆等
大豆制品

小鱼

海带、羊栖菜等
海藻类

黄绿色蔬菜

富含维生素 D 的食物

富含油脂的鱼类含有丰富的维生素 D；把菇类晒干后，其维生素 D 含量也会上升。

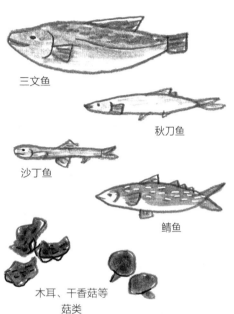

三文鱼

秋刀鱼

沙丁鱼

鲭鱼

木耳、干香菇等
菇类

运动也是预防骨质疏松症的要点

骨骼承受一定的负荷，内含的钙质才会比较容易稳定下来，制造骨骼的细胞运作也会更加活跃。想要维持骨密度，最重要的是进行能让骨骼产生负荷的运动，不止强化骨骼，同时也能锻炼支撑身体的肌肉。

强化骨骼不需要剧烈的运动，只要尽量多走路、勤做家务就能见效。养成一天散步半小时的习惯，同时还能晒到太阳，一举两得。走路时注意姿势正确、拉开步伐，这是散步的重点。

并不是只要瘦就好，过胖过瘦都不好

脂肪过少会导致女性荷尔蒙减少

超过 40 岁后，减重会越来越困难，腹部四周也会因容易囤积脂肪而变胖。肥胖虽然会导致月经不顺、引发生活习惯病，有害健康，但过度节食造成营养失调，对身体也没有好处。

女性荷尔蒙的结构，是以一种叫作胆固醇※的脂肪为基础的，因此体内脂肪过少，女性荷尔蒙也会随之减少。从 20 多岁开始，体重增加 1 ～ 5kg，都算是在标准值以内。

体重过轻，会使骨骼缺乏必要的负重，由此导致骨密度降低的风险。短期内体重骤减，也会对卵巢功能造成不良影响。

碳水化合物、甜食会直接导致体重增加

想要保持不过瘦也不过胖的体重，必须依靠均衡的饮食。如同前文所说，因为人体的基础代谢会随年龄增长而逐渐下降，使体重容易攀升，所以不能永远保持年轻时期的饮食方式，一定要注意进食的分量。

尤其是主食如米饭、面包等碳水化合物，要特别避免摄取过多，晚餐时省略是最好的。要多摄取肉、鱼等蛋白质和蔬菜，且建议在 40 岁后，形成甜食并非必需食品的观念，并以减少摄取为宜。

※ 胆固醇
形成细胞膜和荷尔蒙的一种脂肪，人体会自动将必需的胆固醇输送至全身。其中又分为过量会导致动脉硬化的"坏"胆固醇，以及可回收多余胆固醇的"好"胆固醇。

避免肥胖的进食方法

学会良好的进食方法以后，也请务必掌握以下的进食重点。不只进食，也别忘了养成运动的习惯。保持正确的姿势，做腹式呼吸，都有助于避免发胖。

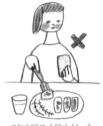

吃饭时别分心

集中精神吃饭，才能细心咀嚼。边玩手机边吃饭，会在不知不觉中进食过量。

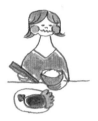

细嚼慢咽

吃饭速度太快，会在大脑产生饱足感前过量进食。只要细嚼慢咽，即使吃得少也能有饱足感，也有助于消化。

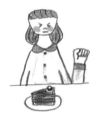

减少摄取甜食

甜食几乎是由脂肪和碳水化合物构成的，是最需要减量的食品。注意白砂糖做成的甜点，也会导致体内发寒。

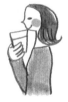

注意饮料摄取

控制甜食，却喝下很多甜甜的饮料，等于功亏一篑。虽然补充水分很重要，但也要避免摄取过多糖分。

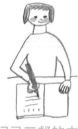

记录三餐的内容

记录饮食后，就会发现自己其实摄取了很多不必要的食物。养成记录的习惯，改善饮食生活。

你需要维持的体重是多少？

维持标准体重，是让病痛远离自己的最好方法。即使比标准体重轻一点或重一点也没关系。肥胖程度一般是以身体质量指数（body mass index，BMI）为基准，数值在 18.5 ~ 25 都算是正常体重。一起来努力保持吧！

小贴示

标准体重的计算公式

标准体重 (kg) ＝ 身高 (m) × 身高 (m) × 22

BMI 的计算公式

$$BMI = \frac{体重\,(kg)}{身高\,(m) \times 身高\,(m)}$$

小心饮酒过量
年龄越大，酒量越好？

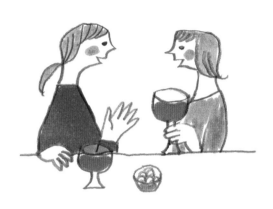

女性的酒精耐受度比男性更低

酒可以搭配美食享用，和家人朋友一起畅饮同乐，滋润生活，偶尔也能成为人际关系的润滑剂。不过，这都是建立在适量饮酒的前提之下的。

一般而言，女性的酒精代谢能力比男性差，就算喝得比男性少也很容易醉，而且患急性酒精中毒和酒精性肝功能障碍的风险也特别高。

除此之外，长期摄取过量酒精会提高患乳腺癌风险、导致骨密度下降。少量饮酒可以使人放松，而且有益于健康，但要避免一杯接一杯地喝过量。

雌激素减少，酒量会变好

酒精的代谢能力，与体形、体内含水量有关，而女性在雌激素的作用下，酒精代谢能力会比较差。因此，在排卵前或其他雌激素分泌旺盛的时期会特别容易酒醉。

当雌激素随着年龄增长而分泌减少时，人体对酒精的耐受度就会相对变强。但这种状况与其说是酒量变好，不如说是更容易因不小心喝过量而损害健康。就年龄而言，这种变化也有造成肥胖、高血压等生活习惯病的可能性。

适度的饮酒量标准

　　一天摄取的纯酒精量平均控制在 20g 左右，是适当的饮酒量。依照各种酒类的酒精浓度，大致为以下的分量。不过这个数据是以男性为基准，女性最适当的饮酒量仅为以下的 1/2 ～ 2/3。

啤酒

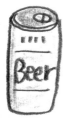

中瓶 1 瓶或长罐 1 罐（500 mL）

气泡酒

1 罐（350 mL）

葡萄酒

高脚杯 1.5 ～ 2 杯（200 mL）

威士忌

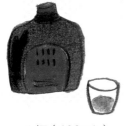

1 杯（180 mL）

日本清酒

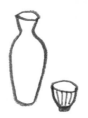

1 杯（约 60 mL）

其他注意事项

● 每周安排禁酒日

● 空腹喝酒容易烂醉，
　最好边进食边喝

● 即便平常不喝酒，
　偶尔小酌也不可过量

女性容易因压力而酗酒

小贴示

　　酒有助于缓解压力，因而有不少人喜欢在晚餐时喝上一杯。女性进入更年期以后，因为特别容易感到压力，再加上子女独立后的孤独感，于是导致饮酒量增加，在无意间养成了酗酒的习惯。即便没有严重到需要就医的程度，但如果是家里没有酒就会感到焦躁，就要特别小心了。赶快寻找喝酒以外的减压方式吧！

吸烟是美丽与健康的大敌

香烟对身体有害，是众所皆知的事实，
即使如此，依旧有很多人不愿意戒烟。
近年来吸烟的年轻女性增多，俨然也成了值得关注的问题。
这里，我们就来重申一次香烟的可怕之处。

香烟会破坏健康的生活

香烟内含有许多有害物质，乍看之下对内脏没有什么直接的影响，但从癌症方面来看，它会提高肺癌、肾癌、胰腺癌、膀胱癌、胃癌、子宫颈癌的患病风险。

显而易见，香烟对会直接接触到烟雾的呼吸系统的影响是最大的。慢性阻塞性肺病（chronic obstructive pulmonary disease，COPD）是一种会破坏肺泡、导致呼吸困难的疾病，会让人突然无法呼吸，连续咳嗽，严重者甚至需要随时使用呼吸器，过着无法呼吸的痛苦生活。

香烟也是造成骨密度下降、动脉硬化、牙周病和白内障的原因，而且还会降低人体免疫力，多方面侵蚀我们的健康。此外，它还会导致不孕、影响胎儿成长等，引发各种怀孕和生产的问题。

让戒烟过程更顺利的诀窍

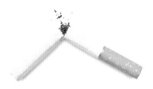

找出明确的戒烟目的

戒烟并不是轻而易举的事，模糊的理由也容易动摇戒烟的决心。最好明确"保持肌肤美丽"之类的具体目的，将它写在容易看到的地方，一旦意志不够坚定时就拿出来提醒自己。

吸烟会导致
满脸皱纹和黑斑

对女性而言，绝不能忽视香烟对美容的影响。它会使血液循环变差，导致维生素C缺乏，进而造成肌肤暗沉，容易长出黑斑和面疱。香烟焦油则会黏附在牙齿上，导致牙齿发黄。

此外，香烟会减少女性荷尔蒙的分泌和作用，人体便无法获得雌激素的保养功效。当然，肌肤的弹性和湿润度也会大大降低。

年轻时的放纵，会让你在步入更年期时，肌肤突然爆出大量皱纹和斑点。香烟不仅有害健康，同时也是美容的大敌。

吸烟对身边的人
也有害

长期吸烟，显然会缩短我们健康的时间，它最可怕的地方在于，除了吸烟者本身，周围的人也同样会遭受到不良影响。

实际上，很多人即使没有吸烟的习惯，也会因为二手烟而罹患肺癌；其中，女性又比男性更容易受到香烟的危害。如果伴侣抽烟，一定要设法避开二手烟，或是尽可能督促伴侣戒烟。

想好戒断症状的
应对方法

开始戒烟后，会产生如情绪暴躁、倦怠、头痛等戒断症状，要先想好如何对付这些毛病。最常见的方法有腹式呼吸、刷牙、喝水、嚼口香糖等。

使用
戒烟辅助药

用尼古丁贴片或口香糖让身体吸收尼古丁，可有效减缓戒断症状，二者在药店就能买到，不妨尝试看看。但若戒烟已有成效，就要逐渐减少使用量。

到医院
接受治疗

无法自己戒烟者，建议到医院接受戒烟门诊治疗，而且费用不高，比起一天一包烟的花费，还是接受医院的治疗更实惠。

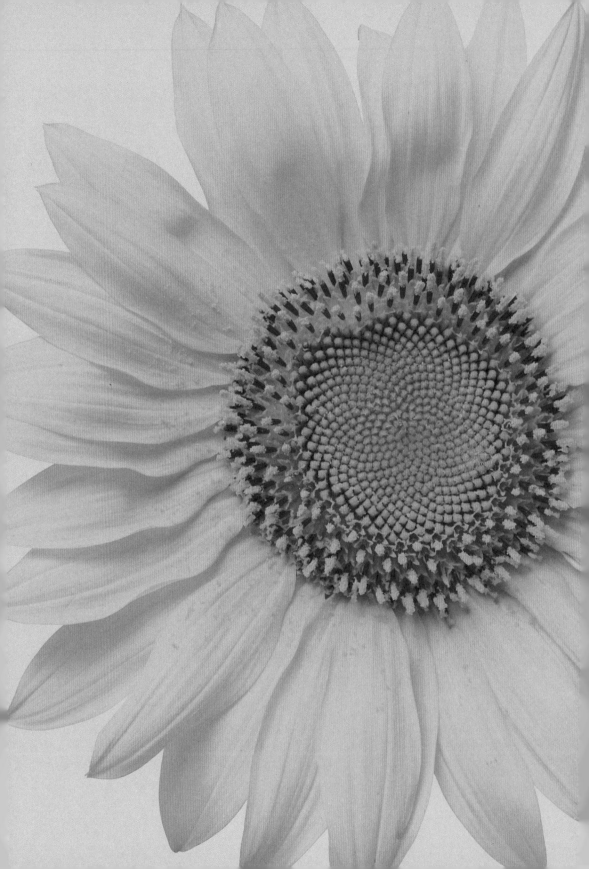

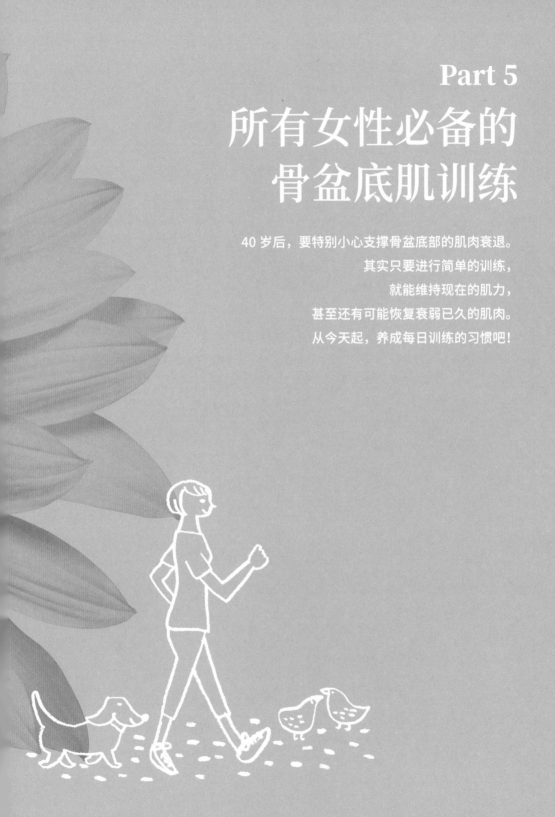

Part 5
所有女性必备的骨盆底肌训练

40 岁后，要特别小心支撑骨盆底部的肌肉衰退。

其实只要进行简单的训练，

就能维持现在的肌力，

甚至还有可能恢复衰弱已久的肌肉。

从今天起，养成每日训练的习惯吧！

锻炼骨盆底肌，
打造比年龄更年轻的身体

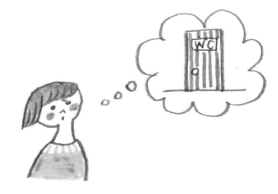

骨盆底肌必定
会随着年龄退化

40 岁后，女性荷尔蒙的分泌就会逐渐衰弱，如果想永葆青春、让往后的生活更加舒适，现在就应该开始做"骨盆底肌训练"。

骨盆底肌是指位于骨盆下的肌肉。这些肌肉就像吊床一般，从下方支撑着骨盆内的脏器，同时也有缩紧尿道、阴道、肛门的作用，是负责控制排泄功能的重要肌肉。

然而若不加以锻炼，骨盆底肌就会随着年龄增长而退化、失去弹性。不再灵活的骨盆底肌，就好比失去弹力的橡皮，就会导致漏尿、尿频等问题。40 多岁的女性中，每 3 人就有 1 人有尿失禁的经验，如果骨盆底肌的松弛严重，甚至可能造成子宫下垂、从阴道脱出（盆腔脏器脱垂，见 163 页）。

生产、肥胖、胶原蛋白减少
都会对骨盆底肌造成极大负担

骨盆底肌退化的原因，除了年龄以外，和女性荷尔蒙的减少也大有关联。因为雌激素会生成胶原蛋白，用以支撑骨盆底的肌肉；但停经后，雌激素分泌量骤减，骨盆底肌的功能也会顿时下降，更容易引

骨盆底肌在这里

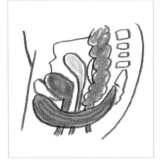

从身体侧面来看

从下方支撑骨盆内脏器的，就是骨盆底肌群。位于这里的尿道、阴道、肛门的动作，皆由骨盆底肌群控制。

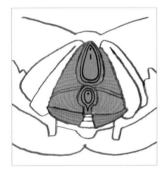

从身体下方来看

骨盆底位于耻骨和尾骨之间，由菱形肌肉和韧带聚集而成，包围在尿道、阴道、肛门四周。

attention

骨盆底肌退化引发的问题

小腹凸出

尿急且无法忍耐

打个小喷嚏就会漏尿

无法在公共场合忍着不放屁

无法维持优美的姿势、外表显老

骨盆内的脏器下垂，子宫、膀胱、直肠会从阴道脱出

发漏尿等问题。

此外，生产也会伤害到骨盆底肌。自然生产次数较多者、高龄产妇、曾生出体重 3.5kg 以上婴儿的孕妇，都要多加留意。

肥胖当然也脱不了干系。腹部周围囤积的大量脂肪，会对骨盆底肌造成沉重的负担；或是习惯穿着塑身衣、勒住小腹，等于将脂肪推挤在骨盆底肌上，也是造成骨盆底肌衰弱的原因。

锻炼骨盆底肌找回灵活的肌肉

虽然有很多原因会造成骨盆底肌衰弱，但只要做做简单的训练，就能恢复肌力。如此一来，不但漏尿和尿频等问题能迎刃而解，还能紧实骨盆周围肌肉，消除随年龄增长而囤积的腹部脂肪，美容效果十分优异。

缩紧肛门和阴道，动动你的骨盆底肌

开始锻炼前
先记住活动的方法

骨盆底肌是肉眼不可见的深层肌肉，由于无法看见它是否确实在活动，因此靠自己想象肌肉如何活动是很重要的。

骨盆底肌的范围，差不多等于骑自行车时胯下接触到的坐垫部分，也可以像图上一样使用毛巾来确认。

先将卷好的毛巾垫在尿道至肛门的位置，坐下，然后试着缩紧尿道和肛门。有没有感觉到骨盆底肌的活动呢？最重要的是先记住活动骨盆底肌的感觉。如果你不太感觉到骨盆底肌的活动，那就试试下页介绍的方法吧！

感受骨盆底肌的位置

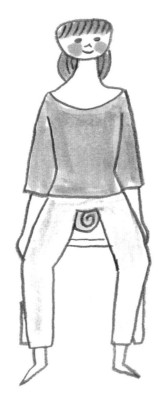
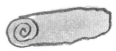

将毛巾卷成直径3 cm左右的棒状，纵向放在椅子上，对准尿道、阴道、肛门坐下去。毛巾抵住的带状部分，就是骨盆底肌的位置。

像在排尿途中突然憋尿或是缩起尿道和肛门、忍住不放屁，即可感受到骨盆底肌的活动。

注意：请勿在排尿途中练习憋尿。

用手指检查肌肉的活动

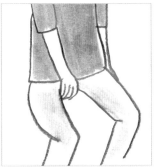

掌握骨盆底肌
前侧的活动

用手指触摸阴道和肛门之间，用排尿途中憋尿的方式缩紧看看。只要有手指被吸入体内的感觉，就代表前侧肌肉活动正常。

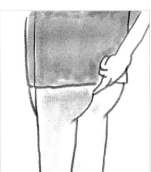

掌握骨盆底肌
后侧的活动

手指压在尾骨上，以忍住不放屁或抑制住便意的方式缩紧肛门。只要有手指被吸入深处的感觉，就代表后侧肌肉活动正常。

doctor's advice
生产后进行效果更佳

超过 40 岁的女性，最好每天都做骨盆底肌训练。若能更早一点开始当然更好，建议在骨盆底肌已经受损的生产期后进行。就算早一天开始也好，效果将完全不一样。

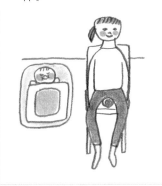

若以上方法皆无法确认骨盆底肌活动的话

将手指放入阴道内检查

　　泡澡时，可以将食指插入阴道至第 2 关节处，试着以憋尿或忍住屁意的方式缩紧肌肉，此时应该有种手指被吸住的感觉。这也是可以最直接地感受到骨盆底肌活动的方法。

　　只要手指有被吸入体内的感觉，就代表骨盆底肌活动正常；反之，如果手指似乎有被阴道挤出的感觉，则代表肌肉无法用力缩紧或正确运作。

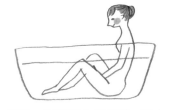

注意：手指进入阴道时，要小心避免指甲伤及阴道内壁。

训练骨盆底肌的肌肉操

最快 1 个月即可见效

按右图三个动作进行训练，任何人都可以轻松锻炼骨盆底肌。刚开始可能不太清楚骨盆底肌是否在活动，只要多做几次，就能逐渐掌握肌肉活动的感觉了。

骨盆底肌训练，最快 1 个月、慢则 2～3 个月就能感受到成效。对于有漏尿或其他症状者，持续训练 3 个月后仍未见起色的话，那可能是用力的方法有误。倘若误把憋气当作使力，则反而会导致症状恶化。训练没有成效时，最好还是直接到女性门诊或是泌尿科接受医生指导。

训练的三个动作

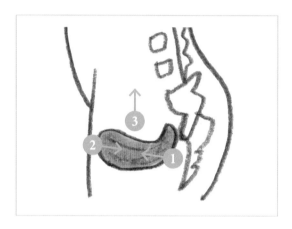

1 缩紧肛门

用忍住不放屁或抑制住便意的方式缩紧肛门，让骨盆底肌由后往前收缩。

2 缩紧阴道

以憋尿、排尿途中停尿的方式缩紧阴道，让骨盆底肌由前往后收缩。

3 将骨盆底肌缩入腹内

先大口吸气，再用骨盆底肌、小腹、肚脐一起由下往上挤出空气的感觉慢慢吐气，将骨盆底肌缩入体内。

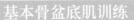

基本骨盆底肌训练

最适合初学者的方法，就是仰躺式的训练。这样内脏不会压在骨盆底肌上，可以顺利活动骨盆底肌。吸气时，空气会压下横膈膜，连带将骨盆底肌往下推；吐气时，横膈膜会上升，骨盆底肌也会随之往上提。将骨盆底肌往体内缩时，要注意保持吐气的动作。

吐气时，
不要一开始
就让胃部凹下去

双膝打开
与肩同宽

不要憋气，
缩紧肌肉的同时轻轻吐气

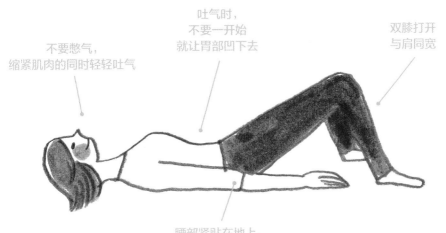

腰部紧贴在地上，
别让腰部拱起或臀部浮起

①	②	③	④	⑤	⑥
仰躺在地上，双膝轻轻屈起打开，与肩同宽。	有节奏地缩、放肛门，重复进行5次。	保持肛门紧缩，3秒后放松，重复进行5次。	有节奏地缩、放阴道，重复进行5次。	保持阴道紧缩，3秒后放松，重复进行5次。	最后深呼吸，吐气时将骨盆底肌缩入体内，重复进行2～3次。

doctor's advice

活动骨盆底肌时，
臀部和大腿内侧
要保持不动

缩紧骨盆底肌时，臀部的肌肉和左右大腿内侧也一起缩紧的话，代表骨盆底肌没有正确活动。缩紧阴道和肛门的骨盆底肌训练，并不会牵动外侧的任何肌肉部位。

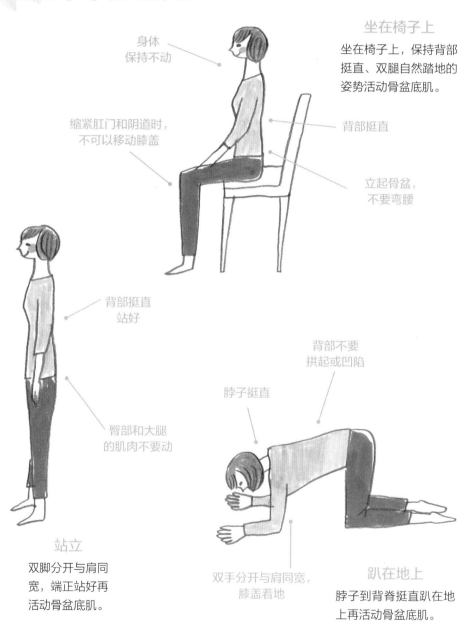

骨盆底肌的各种训练

不论哪种姿势，都能获得相同的效果。找出自己最方便活动的姿势，做训练骨盆底肌的动作 ❷~❻（见 81 页）吧！

身体
保持不动

坐在椅子上
坐在椅子上，保持背部挺直、双腿自然踏地的姿势活动骨盆底肌。

缩紧肛门和阴道时，
不可以移动膝盖

背部挺直

立起骨盆，
不要弯腰

背部挺直
站好

臀部和大腿
的肌肉不要动

背部不要
拱起或凹陷

脖子挺直

站立
双脚分开与肩同宽，端正站好再活动骨盆底肌。

双手分开与肩同宽，
膝盖着地

趴在地上
脖子到背脊挺直趴在地上再活动骨盆底肌。

【应用篇】随时随地做训练

训练时，从外表上看不出来，因此即便在公共场合也能训练。掌握缩紧阴道和肛门的技巧后，在通勤、做家务或看电视时，都能够随时随地锻炼。不需要硬性规定自己一天的训练时数，建议以每次 1 分钟、每天 3 ~ 8 次的频率进行即可。

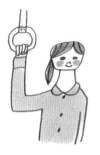 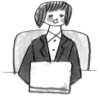 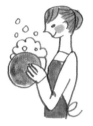 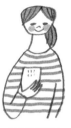 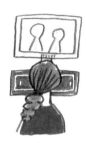

通勤时　　　用电脑工作时　　　洗碗时　　　玩手机时　　　看电视时

这些习惯会让
骨盆底肌衰退！

即使努力训练，日常生活中一些有害骨盆底肌的动作，也会导致训练效果减半。最好多多注意避免这些会增加腹部压力的动作。

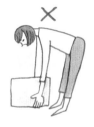

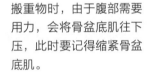

搬重物时，由于腹部需要用力，会将骨盆底肌往下压，此时要记得缩紧骨盆底肌。

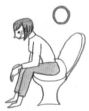

憋气使力排便时，骨盆底肌也会往下压。此时要挺直腰部，并将上半身稍微往前倾，即可减小往下压制的力道。

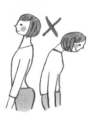

弯腰驼背会使腹压上升，对骨盆底肌造成负担。站立、走路、坐下时，都要注意保持正确姿势。

锻炼腹部周围的肌肉，支撑骨盆底肌

腹式呼吸和正确姿势是保护骨盆底肌的关键

要保护骨盆底肌，最重要的是保持姿势正确，才不会对腹部造成压迫。但不管再怎么注意，若是腹部周围的肌力太弱，也无法支撑身体或维持姿势。

用腹式呼吸来锻炼腹横肌吧!腹横肌是位于腹直肌下方，像腰带一般包住腹部的肌肉。由于骨盆底肌会随着横膈膜一起活动，只要会做正确的腹式呼吸，自然就会牵动骨盆底肌使其受到刺激。多注意日常的姿势并采取腹式呼吸，养成吐气时将骨盆底肌内缩的习惯。

要增强骨盆底肌训练的效果，除了腹式呼吸和锻炼腹横肌外，也要强化以下图中介绍的四种肌肉。

来锻炼这些肌肉吧

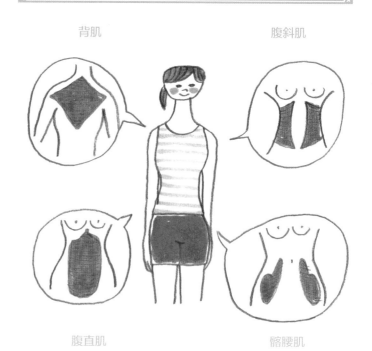

背肌

腹斜肌

腹直肌

髂腰肌

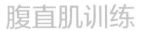

腹直肌训练

强化从前方支撑身体的腹部表面肌肉

　　腹直肌位于腹部中央，为纵向的长条肌肉，强力锻炼就会变成六块腹肌。它不仅从身体前方支撑身体，还能将内脏固定在正确的位置。

　　训练时要注意自己正在锻炼哪个部位的肌肉。如果憋气的话，会对腹部产生压力，造成反效果，因此训练途中要保持呼吸畅通。

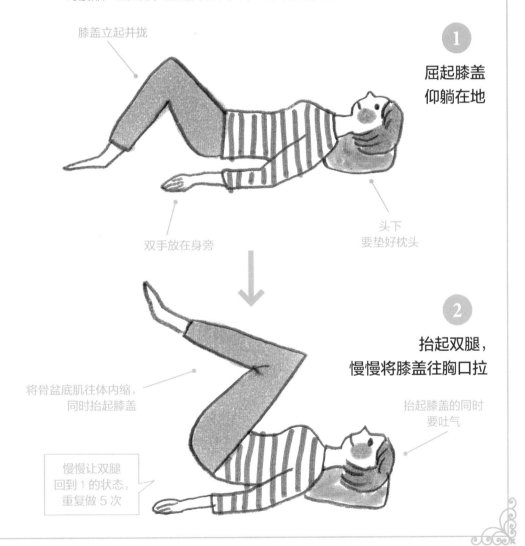

膝盖立起并拢

1

**屈起膝盖
仰躺在地**

双手放在身旁

头下
要垫好枕头

2

**抬起双腿，
慢慢将膝盖往胸口拉**

将骨盆底肌往体内缩，
同时抬起膝盖

抬起膝盖的同时
要吐气

慢慢让双腿
回到1的状态，
重复做5次

背肌训练

锻炼背肌（斜方肌）以免弯腰驼背

好好锻炼背肌，才能从背后支撑身体。同时也能锻炼上方肩胛骨周围的斜方肌，使我们不驼背。

如果肩胛骨四周太过僵硬，肩膀就会往前突出，压迫到胸部，容易使呼吸变得短促。只要多多活动肩胛骨四周，提高其柔软度，自然就能做好深呼吸，而且还能有效解决肩膀、脖子酸痛的问题。

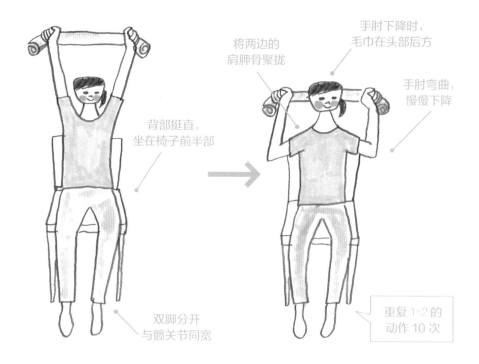

① 双手握住毛巾
两端向上抬高

② 手肘下降，肩胛骨
向后夹紧

将两边的
肩胛骨聚拢

手肘下降时，
毛巾在头部后方

手肘弯曲，
慢慢下降

背部挺直，
坐在椅子前半部

双脚分开
与髋关节同宽

重复 1、2 的
动作 10 次

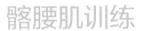

髂腰肌训练

连接上下半身，保持姿势正确的重要肌肉

髂腰肌是由连接腰椎和双腿根部的腰大肌，以及连接骨盆和双腿根部的髂肌等肌群组成的深层肌肉。这些肌群一旦衰弱，无法支撑身体，就容易导致驼背、骨盆后倾等。

锻炼髂腰肌可以矫正骨盆，除了能够让人体轻松保持正确姿势外，也能提高代谢，使燃烧脂肪的效果会更好，有助于消除腹部囤积的脂肪。

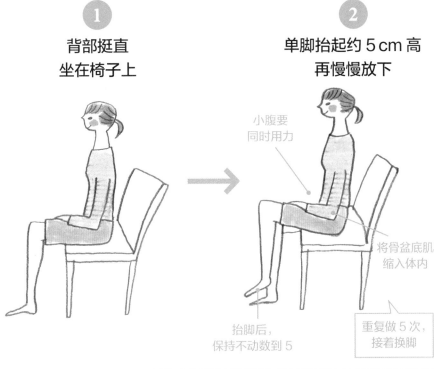

① 背部挺直 坐在椅子上

② 单脚抬起约 5 cm 高 再慢慢放下

小腹要同时用力

将骨盆底肌缩入体内

抬脚后，保持不动数到 5

重复做 5 次，接着换脚

进阶训练

用两腿夹住坐垫，将骨盆底肌缩入体内，单脚抬起 15 cm 高。重复 5 次后再换脚做。

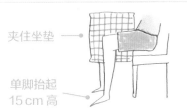

夹住坐垫

单脚抬起 15 cm 高

腹斜肌训练

加强缩腹的力道，拉抬骨盆底肌

斜在腹部两侧的肌肉就是腹斜肌。用正确的姿势将腹部往内缩时，两侧能感到收紧的部分即是腹斜肌。每当吐气缩起小腹时，就能强化拉抬骨盆底肌的力道。

腹斜肌是塑腰的重点肌肉。它不仅可以帮助锻炼骨盆底肌，同时也有塑腰的效果。

**背部挺直
坐在椅子的前半部**

**将骨盆底肌缩入体内，
慢慢旋转上半身再转回正面**

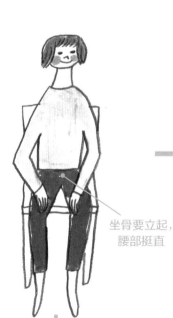

坐骨要立起，
腰部挺直

双脚分开与
髋关节同宽

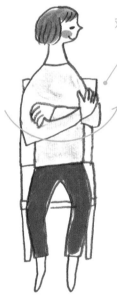

双手交叉在胸前

憋气会对腹部造成压力，所以要出声数"1、2、3、4、5"，同时旋转上半身

重复做 5 次，
接着换边做

屁股走路

挺立坐骨进行的"屁股走路"，可以软化髋关节、拓展骨盆的可动范围，让骨盆底肌活动更顺畅。它不仅可以矫正歪斜的骨盆，还有美化臀线的效果喔！

 双腿伸直坐好

 用屁股往前走10步再以相同方式后退10步

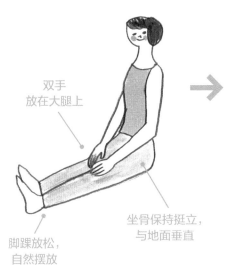

双手放在大腿上

脚踝放松，自然摆放

坐骨保持挺立，与地面垂直

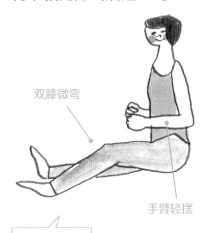

双膝微弯

手臂轻摆

来回做5次

坐在韵律球上

坐在韵律球上，身体就会自然想找出平衡，此时就会活动到骨盆底肌。所以，单纯坐在韵律球上就是很好的锻炼方式。
在家看电视或是在桌边做事时，建议用韵律球来代替椅子。此外，骑马式的健身器材也会让人体自然平衡，同样有锻炼骨盆底肌的效果。

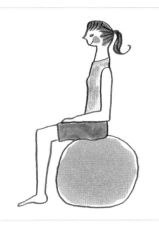

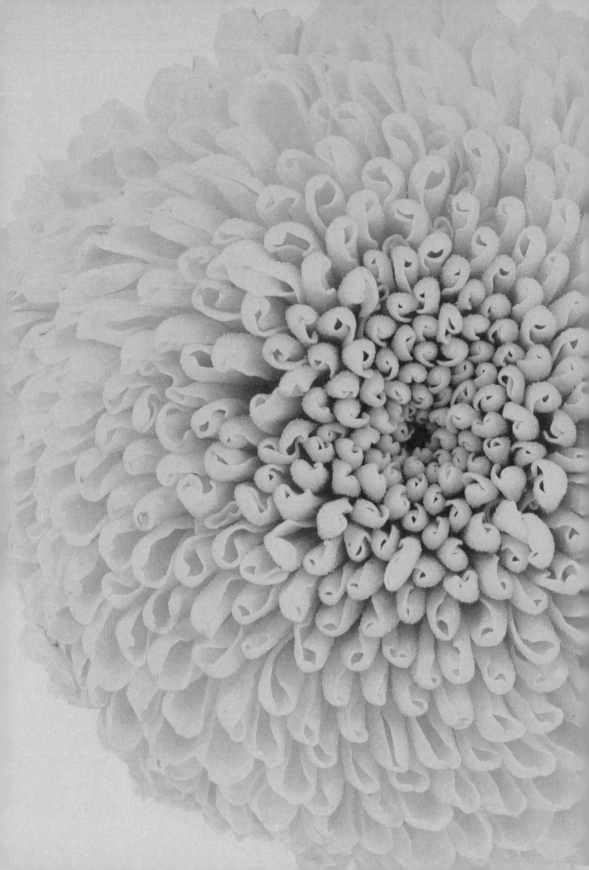

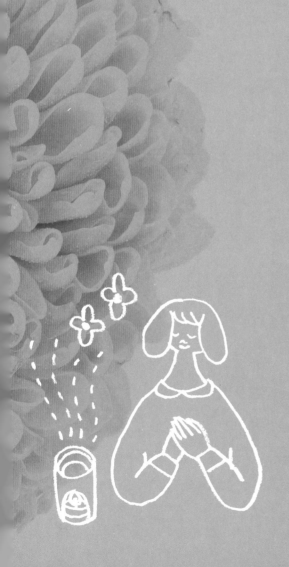

Part 6
控制压力，
让身心更有活力

女性荷尔蒙减少会导致自主神经紊乱，
除了影响身体，甚至还会影响心理状态。
你是否觉得每天的生活压力都很大呢？
学会缓解压力的好方法，
才能避免心理强度随着年龄增长而滑落，
让身体和心灵都更有活力。

荷尔蒙混乱导致的身心知觉过敏

40 岁的身心会处于知觉过敏状态

所谓"知觉过敏"，是指明明没有蛀牙却感到牙齿刺痛、明明没有伤口却感到疼痛的症状，泛指视觉、听觉、嗅觉、味觉、皮肤和内脏等感觉，是产生过敏反应的症状。40岁后，不论身心都处于知觉过敏状态，只要有一点小事就会导致身体不舒服。

以前心平气和的事突然变成压力，整个人容易焦躁不安、心情低落，甚至出现疲劳无法缓解、没有活力、失眠等症状。这都是因为自主神经紊乱，若不积极处理，就会演变成自主神经失调症和更年期忧郁症。

女性荷尔蒙混乱自主神经也会跟着失调

女性荷尔蒙是卵巢接收下视丘的指令后分泌的产物。但40岁后，卵巢功能衰退，荷尔蒙分泌也会随之失常。由于体内的女性荷尔蒙量不足，下视丘就会发出催促分泌的指令。如果下视丘在这一来一往的过程中陷入混乱，控制下视丘的自主神经就会跟着失控。

自主神经是维持、控制人体各种机能的神经，一旦失常就会造成全身各个器官出现问题。压力过大也有可能使自主神经崩溃，导致各种身心不适。

导致自主神经失调

进入更年期后，卵巢功能会迅速衰退，使女性荷尔蒙的分泌量减少。原本卵巢接收脑部指令后就会分泌荷尔蒙，如今却不再分泌了，自主神经随之变得紊乱，于是引发身心方面的不适症状。

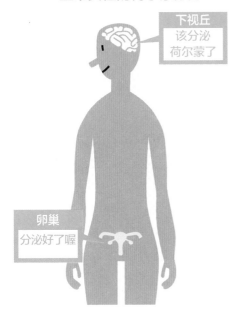

正常女性的荷尔蒙分泌

下视丘
该分泌荷尔蒙了

卵巢
分泌好了喔

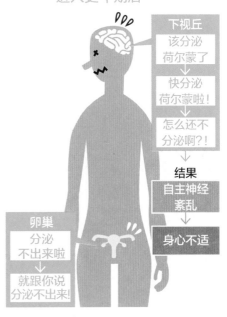

进入更年期后……

下视丘
该分泌荷尔蒙了

快分泌荷尔蒙啦！

怎么还不分泌啊？！

结果
自主神经紊乱

身心不适

卵巢
分泌不出来啦

就跟你说分泌不出来！

环境和心境的变化也是身体变化的原因

40岁后的女性，育儿生活也差不多告一段落，有人会因此突然心灵空虚起来，若此时夫妻关系出现隔阂，情况就会更严重。

很多人因为照料双亲、职场的人际关系等事务而对未来忧心忡忡，加上女性荷尔蒙量减少，这些环境和心境的变化会更容易破坏自主神经的平衡。

再加上知觉过敏，身心的疲劳和压力已成为日常的一部分，若找不到宣泄的方式，症状就会进一步恶化。这并不是避免环境变化就能改善的症状，最好尽快到妇科、女性门诊或内科求诊。

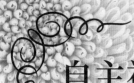

自主神经若没有确实"关机"，
"开机"状态也会随之恶化

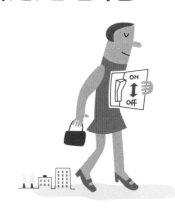

自主神经也需要
"开机"和"关机"

无关乎自我意志，控制着心脏和呼吸等生命机能的自主神经，是由两种相互对照、作用的交感神经和副交感神经组成的。

交感神经是"开机"模式的神经，会加深情绪紧张，将身体调整成适合日间活动的状态；反之，副交感神经是"关机"模式的神经，会在身体紧张时使其放松，调整成夜晚容易入睡的状态。只要这道开关能顺利切换，人体便可保持健康状态。但若无法切换自如，自主神经就会紊乱，引发各式各样的症状。

长期保持"开机"状态
自主神经就会紊乱失调

只要交感神经和副交感神经能顺利切换，那么交感神经作用时，新陈代谢就会顺畅，思绪也会更积极活泼；副交感神经作用时，身心就会放松，让疲劳逐渐消散。

然而，在连日紧张和压力下，只有交感神经独自运作时，肌肉就会变得紧绷，血管会收缩，导致血液循环不佳，无法灵活切换至副交感神经的运作。加上切换能力会随着年龄增长而下降，如此一来，交感神经便持续处于强势状态。帮助舒缓疲劳、调节身心的副交感神经

自主神经的主要作用

交感神经是感到运动、紧张和压力时作用的神经。副交感神经则会在睡眠或身体休息时作用。体内几乎所有器官活动，都是靠这两种完全相反的神经互相协调而维持的。

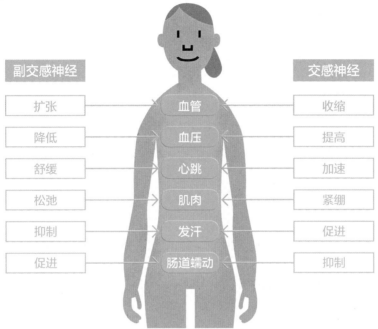

无法作用，就会使情绪变得焦躁，更加促进交感神经运作，从而让自主神经产生混乱，造成身心各方面的不适。最好改善生活习惯，让交感神经和副交感神经能够切换自如（见本书 Part 2）。

转换开关保持身心平衡

交感神经不是因压力、紧张、焦虑才会作用，最主要的功能是让身体活动，借由体验快乐的事、想象而获得刺激。所以当我们遇到无能为力的状况时，就要认清事实，让副交感神经发挥作用。别忘了，如果身体没有确实"关机"，"开机"状态也会随之恶化。正因为有休眠时的满足感，我们才能拥有健康的活动时间。

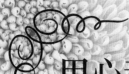

用心动的感觉驱动
脑内的荷尔蒙分泌

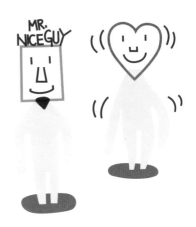

"恋爱会让女人变美丽。"这句话虽然有点陈腔滥调，但并非无中生有，而是有科学根据的。恋爱、对异性心动的情绪，可以活化女性荷尔蒙里的雌激素，为肌肤赋予弹性和润泽，还会促进脑内分泌如多巴胺、血清素等神经传导物质。

多巴胺又称"活力荷尔蒙""快乐荷尔蒙"，有让人更乐观积极的效果。我们之所以会产生心动的感觉，主要就是多巴胺的作用。血清素又名"幸福荷尔蒙"，可以控制感情，赋予我们舒服的满足感。在多巴胺的作用下，血液循环会变好；在血清素的作用下，压力会舒缓，让人幸福洋溢，可见恋爱有非常卓越的抗老化效果。

"心动"不是恋爱的特权

虽说恋爱好处多多，但已经对伴侣习以为常。其实，模拟恋爱也能获得抗老化的效果。观看爱情电影、连续剧、小说、漫画时的揪心感受，或是幻想与喜欢的偶像明星恋爱，这些精神上的快乐，也能让女性变得更加美丽。此外，疼爱宠物或沉迷于兴趣中，也能得到等同于"心动"的效果。

"心动"也有减肥的效果

大家常说的"恋爱使人瘦"，是因为雌激素、多巴胺、血清素可以抑制食欲。所以心动的感觉，其实也有减肥的效果。

雌激素

女性荷尔蒙中的雌激素会使食欲减退，所以恋爱让人茶饭不思。

多巴胺

有"活力荷尔蒙"之称的多巴胺，可以提高注意力，让人沉迷于某事而废寝忘食，也就是处于"恋爱是盲目的"状态中。

血清素

体内分泌血清素，会产生心动幸福的感受，同时也有抑制食欲的作用。

停经后，代替女性荷尔蒙持续作用的荷尔蒙

与饱受身体不适的 40、50 岁女性相比，你是否觉得 60、70 岁的女性特别有精神呢？停经后数年内，卵巢就开始停止分泌女性荷尔蒙，体内女性荷尔蒙仅存的分量微乎其微，取而代之的则是男性荷尔蒙——睾酮，

以及有"回春荷尔蒙"之称的生长激素。睾酮能提升肌力，是保持青春的重要元素。用运动和睡眠来激发这些荷尔蒙的功效，再加上因"心动"而作用的荷尔蒙，就能永葆年轻活力。

重新审视伴侣关系的最佳时期

40 多岁的女性，育儿生活多半已告一段落，此时与伴侣之间的关系便顿时浮上台面。

双方即使见面也沉默不语、经常争吵、性生活不足等，如果这些精神上的压力实在太大，不妨寻求

缓解此种状态的方式，为夫妻关系找出最适合的解决之道。

夫妻双方要细心沟通、重视身体接触，努力为彼此建立和睦的关系。另外，最重要的是，要找到兴趣或是无话不谈的好友，为自己开通缓解压力的方式。

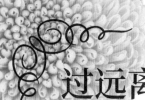

过远离忧郁的更年期生活

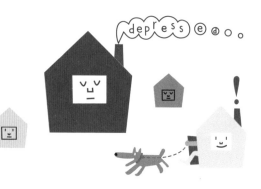

情绪低落、懒得出门
即有更年期忧郁症的疑虑

更年期会让身体知觉过敏、产生不适症状，加上环境变化等因素带来的心理压力，情绪容易陷入低落、萎靡、不安、暴躁等所谓"忧郁"状态。如果经常觉得无聊透顶、心情恶劣、懒得外出，即有可能得了更年期忧郁症，最好尽快到妇科、女性门诊或心理科求助。若这些现象发生在更年期以前，那就是"早发性更年期"（见 8 页）。

女性其实比男性
更容易忧郁

和男性相比，女性特别容易罹患忧郁症，概率足足为男性的两倍。尤其在更年期，女性多半会因环境和心境的变化而患病。一般而言，认真又一丝不苟的人是忧郁症的高危人群，这些人多半受身体各种疑难杂症困扰或老是心情郁闷，结果导致忧郁症病发。

保持愉快的心情
远离更年期忧郁

更年期只是暂时性的，难受的症状终有一天会消失。最重要的是耐心等待症状消失那一天，并学会舒缓症状的方法。首先，要重新审视生活习惯、转换步调（见本书 Part 2）。

其次，就是掌握五个重点，努力保持心灵的健康。

预防更年期忧郁的五个重点

重新审视自己的性格和生活，才能避免陷入更年期忧郁。掌握以下重点，别被周遭、过去和未来束缚，专注于当下的自己，学会调适心情的技巧吧！

1 不追求完美

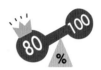

40 岁后的体力和意志力都比 30 岁时要弱，同样的事做起来比以往更费时，自然也更容易疲累。别追求自己想要的完美，配合身边的状况来调整，让心情轻松一点吧！

2 每天调节心情

就寝前或泡澡时，为自己安排一段沉淀情绪的时间。就算 5 分钟也好，回顾一下当天遇到的开心事、吃到的美食等，想些快乐的事让自己静下心来。

3 晒晒早上的阳光

每天早上起床后，去晒晒太阳吧！早上的阳光有助于夜晚熟睡。

4 学会喜形于色

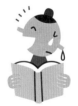

忧郁者往往会隐藏自己的情绪。偶尔看看电影或是读读小说，让自己流点眼泪，或是大笑出声都很好。

5 促进血清素分泌

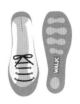

忧郁症会因神经传导物质的血清素不足而发作，进行有节奏的运动可有效促进血清素分泌。建议用一定的速度健走或做瑜伽，嚼口香糖 15～20 分钟也是个好方法。

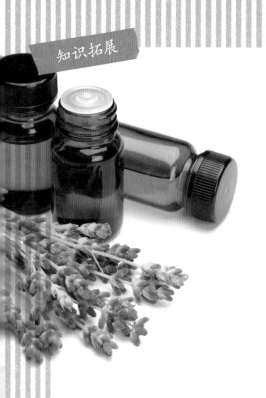

抚慰身心的
芳香疗法

各式各样的芳香精油，
可以舒缓女性荷尔蒙减退带来的不适症状。
好好利用它来抚慰身心吧！

有助于调节荷尔蒙平衡的芳香疗法

所谓芳香精油，是指从植物中提取的百分百纯精油。利用植物本身的香气和成分改善身心不适、增进美容和健康效果的自然疗法，就称作芳香疗法。

芳香精油的香气可以刺激大脑，有调节自主神经、平衡荷尔蒙和缓解身心不适的作用。除了舒缓情绪暴躁和低落的抑郁感、改善干燥粗糙等肌肤问题外，芳香精油还可以抚慰因女性荷尔蒙减少而知觉过敏的身心。在生活中好好利用它吧！

可借由芳香疗法改善的诸多症状

40多岁的女性处于知觉过敏状态，只要承受一点压力就会出现不适的症状。如果置之不顾，状况可能会愈演愈烈，甚至引发更年期障碍。趁症状尚未加重，先试试可改善诸多不适的芳香疗法吧！

但是，不管再怎么有效的香气，如果它不适合自己，便无法发挥任何功效。找出自己喜欢的或是觉得闻起来特别舒服的香味吧！享受香气可以增强放松的效果，让身心都获得慰藉。

享受芳香疗法

所谓的芳香精油，是指纯度为100%的精油，最好选择绿色或褐色遮光瓶装，并标有原产国等信息的产品。

● 芳香浴

可在浴缸里加几滴芳香精油，泡全身浴或半身浴。在浴缸里慢慢泡澡，可以增强香气带来的放松效果。但如果肌肤出现异常，最好立刻停止使用。或是在洗脸台或水盆装满热水，加入两三滴精油后，泡泡手脚也很不错。

● 芳香精油按摩

用荷荷巴油、甜杏仁油等植物油，将芳香精油稀释成浓度为1%以下的按摩精油。首先做过敏测试，判断精油是否适合自己，如果皮肤没有异常，即可用双手取少量精油，薄涂在肌肤上轻轻按摩。

● 享受芬芳香气

使用扩香瓶或其他芳香容器，享受满室芬芳时，请遵守扩香瓶的用法并远离火源。

在手帕或面纸上滴一两滴芳香精油，铺在枕边或桌上，也能产生很好的放松效果。有些特殊的香气，还有助于集中精神。

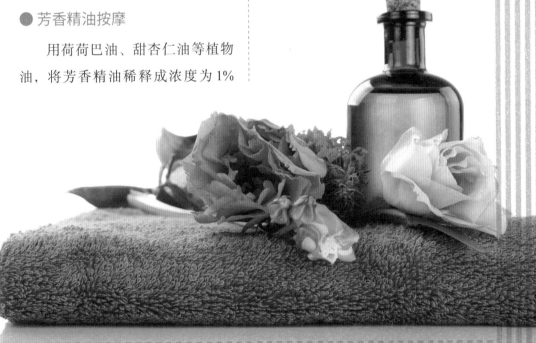

有效缓解
女性生理不适的
芳香精油

善用可以调节自主神经、平衡荷尔蒙的芳香精油，
慰劳一下自己的身心吧！
下面介绍几种能改善更年期前后不适症状的芳香精油。
除此之外，也可以找出自己闻起来最舒服的香气，
让身体和心灵都能充分放松并焕然一新。

依兰

特征 浓郁的异国甜香。
效果 可消除紧张，安抚情绪，让心情明朗起来。除了能调节荷尔蒙平衡，有效改善月经不调、更年期等女性特有的不适外，还能调整皮脂分泌，保养肌肤。
用法 可以泡芳香浴或当作按摩精油，由于香气较浓烈，建议从少量开始尝试。

奥图玫瑰

特征 馥郁优雅的玫瑰香，有"精油女王"之称。
效果 有调整荷尔蒙平衡、强健子宫等有益于女性身体的作用，并能有效改善更年期特有的不适，还有强化肝功能、调养肌理、增加弹性等效果。
用法 少量稀释后，可作精油按摩或保养肌肤之用。

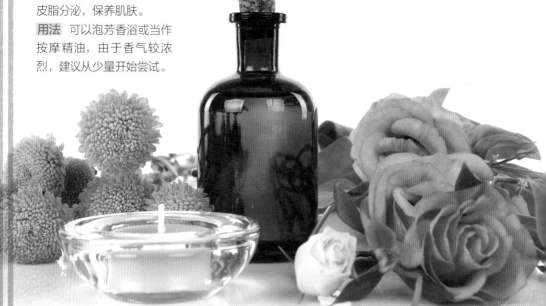

薰衣草

特征 清新的花香。

效果 有强力的镇静作用，可安抚自主神经，有效舒缓压力所造成的身心疲劳。此外，还有提升免疫力、对抗病毒、镇痛、降血压等作用，并能调整皮脂分泌平衡，有助于肌肤保养，可以说是万用精油。

用法 睡前用扩香器让精油弥漫于室内，或是用来泡芳香浴，有助于睡眠。

天竺葵

特征 类似玫瑰的清香。

效果 可调整自主神经和女性荷尔蒙平衡，有舒缓抑郁感、使心情明朗的作用。另外，还可以改善水肿、调节肌肤状态等，具有美肤效果。

用法 有驱虫功效，是最适合在夏天用的芳香疗法。推荐做精油按摩或用扩香器让室内充满芬芳。

马郁草

特征 略带辛辣的甜美温润的香气。

效果 作用于副交感神经，消除内心的不安，让人体紧张时可以充分放松。另外，还能促进血液循环，改善发冷、肌肉痛、腰痛和肩膀酸痛等症状，亦可消除因血液循环不良造成的黑眼圈。

用法 难以入睡时，可用来泡手，或是滴在面纸上，铺于枕边。

快乐鼠尾草

特征 与麝香相似的浓郁甜香。

效果 内含的香紫苏醇成分会产生和雌激素相似的作用，可有效缓解女性更年期特有的不适。

用法 建议用来泡芳香浴或当作按摩精油，但要注意孕妇、乳腺癌患者等正在进行荷尔蒙治疗者不宜使用，另外也要避免在开车前使用。

茉莉花

特征 优雅的异国甜香。

效果 可活化副交感神经，平复低落的情绪，让人充满幸福感。能有效改善女性特有的不适，还有消除疲劳、预防感冒的作用。也有助于改善干燥和敏感肤质，以及压力造成的皮肤粗糙。

用法 用在芳香浴上可提高放松效果；或者用在夫妻的卧室也十分合适。

果香菊

特征 希腊语意即"大地的苹果"，拥有类似青苹果的果香。

效果 有镇静作用，可舒缓暴躁、不安、紧张。另外还能调节肠胃运作，有预防发炎或过敏的功效。

用法 用来泡芳香浴并享受香气，可取少量护理头发。质地温和，儿童也适用。

甜橙

特征 萃取自甜橙果皮，接受度最广泛的清新甜香。

效果 舒缓不安和紧张，能让人产生开朗积极的情绪。放松效果很好，有助于熟睡；此外，还能调整肠胃状态，抗病毒效果也不错，推荐在感冒食欲不振时使用。

用法 用在芳香浴，或用扩香瓶来闻香。

丝柏

特征 近似桧木的木质清新香气。

效果 有镇静作用，能在心情暴躁、兴奋、注意力较差时使情绪恢复冷静。能调节体内水分，有排除老废物质、预防水肿、抑制发汗的效果；另外，还能改善面疱和肌肤粗糙问题。

用法 有很棒的除臭效果，适用于芳香浴和泡脚。

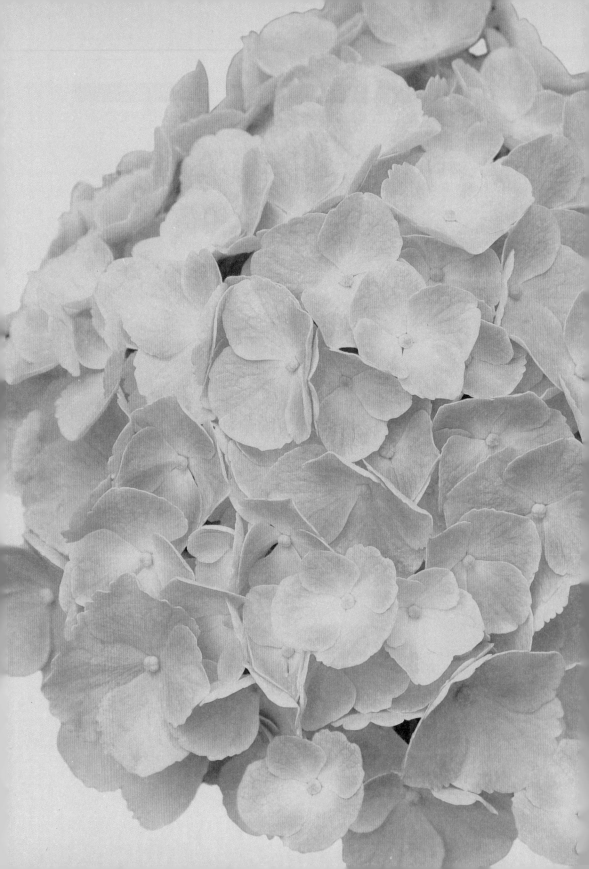

Part 7

畅快每一天的
不适症状消除术

女性荷尔蒙一旦减少，
身体的各个部位就容易发生问题。
学会消除这些不适症状，
才能让每天都充满活力和欢笑。
同时给大家推荐一些指压、按摩方法及中药。

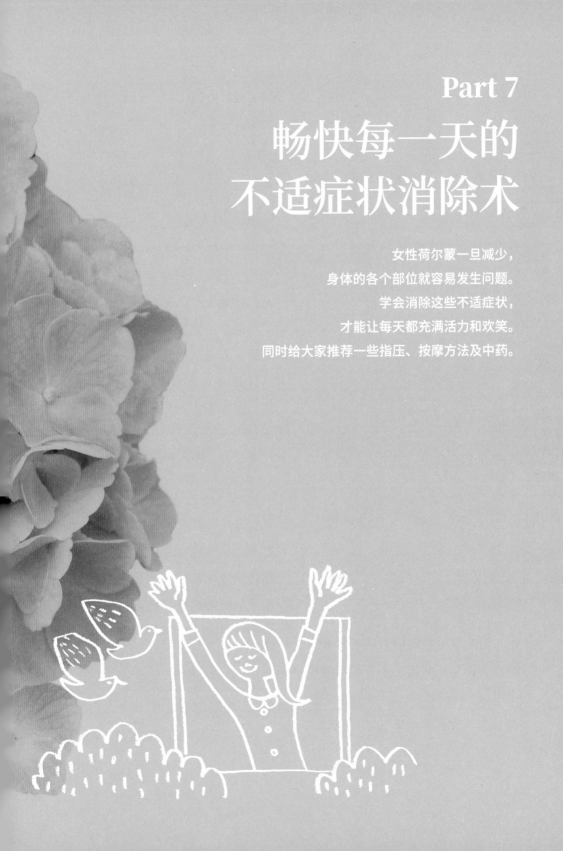

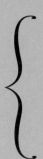
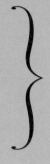

晕眩・耳鸣

造成晕眩的原因有很多，
耳鸣的症状也因人而异。

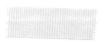

check list
要注意这些症状

- ☑ 感觉身体轻飘飘的，
  好像浮起来一样

- ☑ 觉得天花板在旋转

- ☑ 会听见"咔咔""沙沙"声

- ☑ 耳朵深处持续出现
  尖锐的长音

更年期常见的
飘忽晕眩

晕眩是更年期前后的女性经常出现的不适症状之一，头晕时身体会觉得轻飘飘，甚至伴随着耳鸣。这是女性荷尔蒙减少引发自主神经紊乱，而压力和过劳又使症状更加恶化的缘故。

此外，脑部供血不足引起的脑贫血、铁质不足引起的缺铁性贫血、站起时身体会摇晃的直立性低血压等，也会造成晕眩。

严重的头晕或耳鸣
可能是疾病的前兆

有些头晕不需要太过担心，但如果是天旋地转、会感到恶心和头痛的晕眩就要特别注意，因为这可能是脑梗等脑部疾病，或是梅尼埃病、突发性重听等耳部疾病的前兆。如果经常出现晕眩和耳鸣的症状，保险起见，最好赶紧到耳鼻喉科或脑神经科就医。

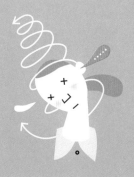

日常生活的建议

伸展颈部
以促进血流畅通

头晕时，最好马上放下手边的事，并赶快休息。泡半身浴放松、好好睡一觉，尽可能消除疲劳和压力，让身心都充分地休息。

肩颈的血液循环不良，容易引发晕眩和耳鸣，建议用热毛巾敷敷脖子，转动肩颈伸展一下，以促进血液循环。

用餐时要多多摄取
维生素 E 和 B 族维生素

疲劳的身体会让晕眩更严重，所以要保持饮食均衡，为身体补充足够的精力。尤其要多多摄取有助于血液循环的维生素 E、能有效消除疲劳的 B 族维生素。

富含维生素 E 的食材有杏仁、红肉、南瓜、鳗鱼等，富含 B 族维生素的则有牛肝和鸡肝，注意饮食，补充足够的营养。

消除耳鸣的穴位
听宫

听宫穴是促进血液循环的穴位之一，只要按压，便可有效改善因血液循环不良或压力而造成的耳鸣。

听宫穴位于耳朵中央凸起、张嘴时会下凹的地方。用指腹以舒适的力道慢慢按压。

建议按压的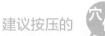

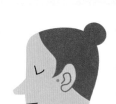

中药建议

伴随心悸和摇晃的晕眩
➡ 苓桂术甘汤

- - - - - - - - - - - - - - - - - - - -

伴随肠胃虚弱、
下肢冰冷的晕眩
➡ 半夏白术天麻汤

- - - - - - - - - - - - - - - - - - - -

容易疲劳、
手脚发冷的晕眩
➡ 真武汤

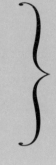

眼睛疲劳·干眼症

每天长时间盯着电脑或手机，
会使眼睛疲劳，患干眼症的风险也会加剧。

女性荷尔蒙减少
晶状体的胶原蛋白也会减少

眼睛疲劳、干燥、视线模糊等眼部问题会随着年龄增长而增加，原因多半也和女性荷尔蒙有关。

眼睛是靠晶状体调整厚度才能聚焦的，女性荷尔蒙一旦减少，肌肉调节力就会随之减弱，晶状体的胶原蛋白也跟着减少、失去弹性，因此眼睛会为了聚焦而疲惫不堪。

40岁后，出现老花眼的情况也越来越多，如果以为它不严重而置之不理的话，眼睛就会更加疲累，甚至会引发头痛、耳鸣、晕眩。

置干眼症于不顾
将会持续恶化

眼泪分泌变少、泪质不佳，会使眼球表面的保水力下降，导致干眼症。越长时间盯着电脑和手机的人，风险就越高。

一旦罹患干眼症，就会出现眼睛干燥、疲劳、酸痛等各种症状。有不少人太忽视干眼症，若症状恶化，就可能会严重影响日常生活。如果有罹患干眼症的疑虑，最好尽快到眼科就医。

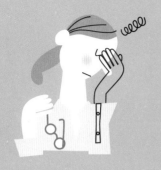

日常生活的建议

热敷疲累的眼睛
改善血液循环

　　觉得眼睛疲劳时，可以用温毛巾热敷，帮助血液循环，舒缓紧绷的肌肉。如果手掌够温暖，用手敷眼也很有效果。另外，也建议上下左右转转眼球，做眼睛体操。

保养眼睛的五个重点

● 看东西尽量保持距离。

● 需要长时间用眼时，每个小时至少要让眼睛休息五分钟。

● 看电脑或手机屏幕时，要注意增加眨眼的次数，以防眼睛干涩。

● 定期检查眼镜镜片或隐形眼镜度数，确认是否与视力吻合。

● 用食物和保健品，补充晶状体的原料——胶原蛋白。

消除眼睛疲劳的穴位
攒竹、睛明、太阳

以按摩的方式依序按压眼睛周围的穴位，可舒缓眼睛疲劳。

攒竹穴位于眉头旁、轻微下陷的地方；睛明穴位于眼头和鼻根之间；太阳穴位于眼尾和眉尾中间约两指宽的外侧，轻轻按压各个穴位即可。

建议按压的

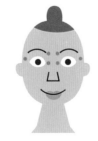

中药建议

眼睛疲劳、干眼症
➡ 苓桂术甘汤

眼睛干燥、视线模糊、眼睛疲劳
➡ 杞菊地黄丸

肩膀酸痛

肩膀酸痛是许多人的困扰，
每天保养一下，即可舒缓疼痛的症状。

女性易发的肩膀酸痛
严重者会引发头痛和恶心

肩膀酸痛，是从脖子延伸到肩膀、背部的斜方肌血液循环不良的原因。很多人从年轻时就饱受肩膀酸痛之苦，再加上女性荷尔蒙减少会导致知觉过敏，因此更年期抱怨肩膀酸痛者也迅速增加。发冷、眼睛疲劳、压力等都会使肩部肌肉紧绷，造成肩膀酸痛，有时甚至还会伴随头痛与恶心。

日常生活的建议

保持正确姿势勤做伸展操

长时间的办公作业，会让头部保持前倾状态，对颈部造成极大的负担。颈部酸痛容易导致驼背，而驼背即是肩膀酸痛的元凶。

工作时保持背部挺直，抬起下巴的姿势，以免驼背。另外，也要多活动肩颈，以预防肩膀酸痛恶化。

养成热敷肩膀的习惯
促进血液循环

冰冷会使肌肉僵硬，导致血液循环不良。除了冬天外，夏天在空调房内也要注意为肩膀保暖。觉得冷时，可将怀炉或是暖暖包贴在肩胛骨之间热敷，以促进血液循环。但请小心不要将暖暖包直接接触肌肤，避免烫伤。

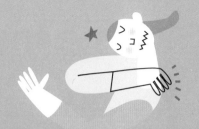

消除肩膀酸痛

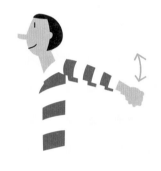

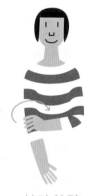

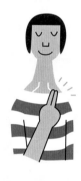

肩胛骨伸展操

双手在背后交握，往后拉伸使肩胛骨聚拢，再慢慢往上抬高。

转动前臂

一手握住另一手的前臂来回转动，舒展手臂根部，使肩部放松，消除酸痛。

手指按压锁骨

支撑颈部的斜角肌，是最容易酸痛的部位。用手指按压锁骨的凹陷，刺激肩膀前侧，促进血液循环。

消除肩膀酸痛的穴位

亚门

亚门穴是可促进颈部血液循环、改善肩颈酸痛的穴位，也能舒缓头痛和流鼻涕的症状。

亚门穴位于颈后发际两端脖颈的正中间。可直线按压，或是用朝左右两侧压展的方式来刺激。

建议按压的

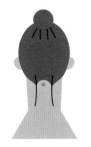

中药建议

肩颈酸痛、肌肉痛
➡ 葛根汤

- -

发冷、肩膀酸痛
➡ 桂枝茯苓丸

- -

压力太大造成的
肩膀酸痛
➡ 加味逍遥散

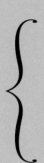
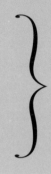

腰痛

除了肌肉疲劳和月经期间的腰痛外，
妇科方面的疾病也会引发腰痛。

check list
要注意这些症状

☑ 感觉腰部沉重

☑ 腰部剧烈疼痛，
坐着也很难受

☑ 一压到腰部就会痛

☑ 往前伸展腰部就会疼痛

主要原因在于
肌肉疲劳和血液循环不良

长时间保持同一姿势或是激烈运动，都会对腰部造成负担。长期下来，腰部就会堆积疲劳物质，阻碍血液循环，于是引发腰痛。姿势不良、高跟鞋、发冷、压力等，也是造成腰痛的原因。

如果只是暂时性腰痛，泡泡热水澡、伸展一下，促进血液循环，多半就能改善。但要是疲劳未能彻底消除，长期累积就会恶化，使腰痛变成慢性疾病。

尤其是女性，因骨盆内有子宫和卵巢，血液更容易循环不良。女性荷尔蒙的分泌减少也会使腰痛的频率增加，导致不少女性在月经期间饱受腰痛之苦。

妇科方面的疾病
也可能是腰痛的原因

要小心的是，像子宫肌瘤、子宫内膜异位症、卵巢囊肿等女性疾病也有可能引发腰痛。如果疼痛日渐加剧，出现小腹疼痛或是异常出血等症状时，那么别把它们当作单纯的腰痛而置之不理，最好尽快到妇科就医。

除此之外，还有突然痛到无法

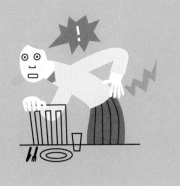

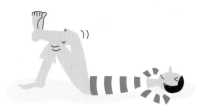

小腿肚按摩

仰躺后屈起一腿，再将另一腿的腿肚垫在膝盖上，按住并前后移动。

活动的急性腰痛、造成双腿刺痛发麻的椎间盘突出等各种腰部疾病。

日常生活的建议

重度疼痛别忍耐
最好及早消除

忍着腰痛持续活动，会让疼痛更加严重。疼痛时一定要服用止痛药，并好好休养直到疼痛消失。如果放任疼痛不管，大脑就会记住这股痛觉，让你更容易感受到疼痛。

服用止痛药的时机，不是痛到无法忍受的时候，而是趁疼痛尚未加重时尽快服用，效果才会更好（见 157 页）。

腿部按摩
可舒缓腰痛

腰部肌肉僵硬，可能会造成小腿突然抽筋。可以试试按摩小腿肚，腿部放松后，腰部也会跟着轻松起来。

消除腰痛的穴位
肾俞

肾俞穴可舒缓腰痛，但不只如此，它还能改善肝功能，有益于生殖器和泌尿器官。热敷穴位也能获得不错的效果。

肾俞穴的高度等同肚脐，位于背脊两侧约两指宽的位置。可用力按压，或用高尔夫球挤压刺激。

建议按压的 穴位

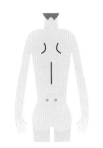

中药建议

肌肉痛、关节痛等腰部以下的疼痛
➡ 疏经活血汤

血液循环不良导致的腰痛及双腿发麻
➡ 牛车肾气丸

发冷导致肌肉僵硬的腰痛
➡ 苓姜术甘汤

肠胃不适

重新审视并改善每天的生活习惯，
解决便秘、腹泻、食欲不振、胃痛、胃胀气等问题。

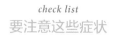

☑ 连日便秘导致腹部不适

☑ 容易拉肚子

☑ 常反复便秘和腹泻

☑ 胃痛

肠胃特别容易受压力影响

越来越多的人因为出现反复腹泻和便秘的"大肠激躁症"、胃痛、胃胀气等肠胃问题而苦不堪言，产生这些症状的原因之一就是压力。压力会使肠胃的运作低效，因而无法顺利消化吸收食物。

偏食、缺乏运动、睡眠不足也是肠胃的大敌。要改善肠胃问题，首先应从改善生活习惯开始。

众多女性烦恼的便秘
也深受女性荷尔蒙的影响

女性在月经来潮前特别容易便秘，是因为此时分泌的促黄体生成激素有削弱肠道蠕动的作用。反之，月经来潮后，子宫会为了排出经血而收缩，肠道会受到刺激而变得容易腹泻。

找出肠胃不适的原因

有人会因为咖啡因而腹痛，也有肠胃黏膜接触到酸、辣就疼痛者，甚至还有人因食用巧克力或豆类而腹痛。

要改善肠胃问题，最重要的是检视它与月经周期、饮食生活、压力等的关系，从中找出最有可能的原因。

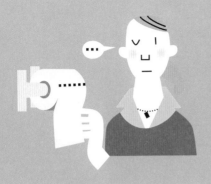

日常生活的建议

调节肠道环境
改善便秘、腹泻

想促进肠道健康，最有效的方法是摄取乳酸菌和膳食纤维，调节肠内环境。可在每天的饮食中，多多摄取可增加肠内乳酸菌或抑制病原菌增生的酸奶、纳豆、泡菜、米糠酱菜等发酵食品。

养成如厕的习惯
千万别忍耐

解决便秘的重点，就是每天规律地进食、摄取充足的水分，并为身体保暖。只要有便意，不论当下再怎么忙碌，也要立刻去厕所。忍耐太久会使人体变得难以感受便意，可以的话，请养成早上稍微早一点起床，在早餐后如厕的习惯。

改善肠胃不适的穴位
丰隆

丰隆穴可以调节水分代谢、消除水肿，另外也有排出体内老废物质的作用。

丰隆穴位于小腿偏外侧，比脚踝和膝盖的中间点稍高一点，在小腿肌最凸出的部分。用拇指稍微用力按压那里，觉得舒服的程度即可。

建议按压的 穴位

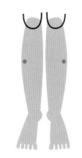

中药建议

压力造成的腹痛和腹泻
➡ 桂枝加芍药汤

压力大导致
反复腹泻和便秘
➡ 桂枝加芍药大黄汤

腹部发冷引发腹胀
➡ 大建中汤

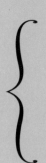
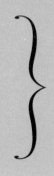

发冷

"体寒"是万病之源。
不只是冬天，整年都要注意保暖。

check list
要注意这些症状

☑ 总是手脚冰冷

☑ 身体一旦变冷，就很难暖和起来

☑ 就算裹在棉被里，也因为手脚冰冷而无法马上入睡

☑ 吹空调会觉得不舒服

很多人都会在更年期后变得怕冷

有些人年轻时就怕冷，但也有不少人原本不怎么怕冷，到了更年期后却不堪其扰。这是女性荷尔蒙减少，以致自主神经失调、血液循环变差的缘故。尤其是手脚末端，因为血管细小、血液不易流通，所以特别容易感到冰冷。

饮食、空调、服装是造成体寒的三大生活习惯

冰凉的食物会让人体由内冷到外，空调和薄透的衣服则会使人体由外冷到内，最好多注意这些会造成体寒的日常生活习惯。

发冷是导致肩膀酸痛、腰痛、失眠、月经不调等症状的原因，别小看体寒的影响，养成保暖身体的习惯吧！

日常生活的建议

避免摄取过多寒性食物

除了冰凉的饮料、食物以外，像小黄瓜、茄子等夏季蔬菜和热带水果，也会使身体发冷。其他添加白砂糖的蛋糕、冰淇淋等，也是会使身体发冷的食物，最好适可而止（见62页）。

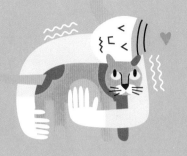

活动肌肉
促进血液循环

肌肉僵硬会使血液循环恶化，最好做做伸展操或活动肌肉，帮助血液循环。

尤其是多活动腿部肌肉，有助于全身的血液循环。踮踮脚跟、扭扭脚踝、伸展脚趾，多做点简单的腿部运动吧！

改善发冷的
四个重点

● 避免摄取温度比体温低的食物、饮料。

● 即便在减肥中，也要均衡摄取可促进血液循环的维生素 E、可温暖身体的葱姜等食物。

● 在冷气较强的地方，最好通过穿针织毛衣、在大腿铺毛毯、穿肚围来保暖。

● 洗澡不要光靠淋浴，最好泡泡澡来温热身体。

可改善发冷和妇科病的穴位
关元

关元穴位于小腹中央，可改善发冷、肠胃问题、身体水肿、痛经等各种不适，是能够调整全身状态的穴位。

关元穴位于肚脐和耻骨间，肚脐下四指宽的部位。将双手食指重叠按压，或是用温暖的手掌敷着，就能促进骨盆内的血液循环。

建议按压的

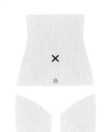

中药建议

手脚冰冷、水肿
➡ 当归芍药散

手脚冰冷、冻疮
➡ 当归四逆加吴茱萸生姜汤

腰部严重发冷
➡ 苓姜术甘汤

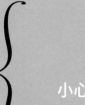

水肿

小心疲劳、体寒、盐分摄取过量、过度饮酒等，
这些都是造成脸部和身体水肿的原因。

☑ 经前手脚会水肿

☑ 早上脸会发肿

☑ 每到傍晚
就觉得鞋子很挤

☑ 手表、袜子、戒指
会在身上勒出痕迹

水肿是身体发出的
不良信号

起床时脸部发肿，傍晚则是脚部发肿……这些想必是许多女性都遇到过的状况。早上的脸部水肿，多半是前一晚饮酒过量，或是盐分摄取太多；傍晚的脚部水肿，则是

重力导致多余水分堆积在下肢的生理现象。此外，体寒、压力、睡眠不足也会造成水肿。

不论原因为何，水肿都是身体疲劳的信号，所以务必让身体好好休息。

此外，女性荷尔蒙的促黄体生成激素因有囤积水分的作用，所以在它分泌旺盛的经前或怀孕时期，都会特别容易水肿。

小心因疾病而引发的水肿

如果是隔天就可消除的水肿，就不需要太过担心。但要注意的是，水肿与肾脏、心脏疾病、甲状腺异常有关，如果有长期水肿的情况，并伴随尿量减少、发热、心悸等症状的话，最好尽快到内科就医。

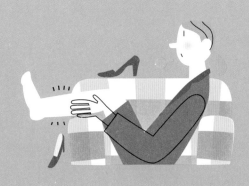

日常生活的建议

水分摄取
过多过少都不好

若要预防水肿，少喝水只会适得其反。身体水分一旦不足，就会为了囤积水分而变得更加肿胀。适宜摄取的水量冬天为 1 ～ 1.5 升，夏天为 1.5 ～ 2 升。想避免水肿，就注意不要摄取 2 升以上的水分。

另外要注意的是，摄取咖啡等高咖啡因饮料、酒类，并没有补给水分的效果，如果将这些饮料当作主要的水分来源，反而会造成严重的水肿。

趁睡觉时消除下肢水肿

因久坐或久站工作而有腿部水肿者，只要在午休等休息时间抬抬脚踝，即可预防水肿。

就寝前，泡泡澡温暖足部、从脚踝往上按摩小腿肚，接着再垫高双脚睡觉，即可让堆积在脚部的水分往上流，隔天早上水肿就会自然消失了。

改善脸部水肿的穴位
阴陵泉

阴陵泉穴是可以排出体内多余水分的穴位，可有效消除脸部水肿、改善腹泻和消化不良。

手指从脚踝内侧沿着小腿骨往上，滑到膝盖下方的位置即是阴陵泉穴。用指腹以会略感疼痛的力道慢慢按压。

建议按压的 **穴位**

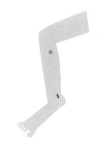

中药建议
水分摄取过多的水肿
➡ 五苓散
水肿且发冷
➡ 当归芍药散
肥胖体型 且多汗的人的水肿
➡ 防己黄芪汤

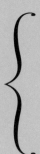
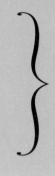

上火·燥热·发汗

这些都是更年期经常出现的代表性症状，
甚至可能让人上半身瞬间暴汗湿透。

女性荷尔蒙减少
所引发的潮热

上半身突然发热、脸部大量出汗的"潮热"现象，是更年期的常见症状。也有人在睡觉时流了不少汗，多到早上起床以前必须更换好几套衣服的地步。

这些症状的起因是女性荷尔蒙减少引起的自主神经紊乱，这使得调节体温的血管无法顺利收缩和扩张，也有可能造成上半身发热而下半身发冷的"上实下虚"的状态。

压力过大
可能会使症状恶化

自主神经容易因压力而紊乱，所以压力越大者，症状就越容易恶化。担心在别人面前汗如雨下，进而害怕面对外界，产生这类心理障碍者也不在少数。

更年期特有的上火、发热和多汗，可以通过 HRT 改善，如果出现不堪其扰的症状，最好前往妇科求助。若年轻时就出现这些症状，那极有可能是生活习惯太混乱，导致卵巢功能低下引起的。

除此之外，甲状腺功能亢进、

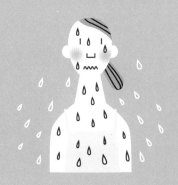

高血压、心脏病等疾病，也可能会造成上火和多汗。

日常生活的建议

别让身体着凉
多保暖促进血液循环

上火是体寒的一种症状，所以要注意身体保暖。如果因为脸颊发热就喝冷饮或冰敷，则反而会造成相反效果。

建议可用热水泡双脚，摄取温热的食物，下半身尤其要随时保暖。

提升全身的发汗功能
避免脸部出汗

长期过着不出汗的生活，会使汗腺处于休眠状态，导致脸部和腋下等不休眠的汗腺持续出汗。通过伸展操、健走等运动可锻炼全身的发汗功能，除了脸部以外，也要努力促进全身的汗腺排出汗水。

避免上火的穴位
太冲

太冲穴不仅可以改善上火，对于改善体寒、疲劳、失眠、暴躁、头痛、宿醉等症状也很有效。

太冲穴位于脚拇趾骨和二趾骨之间往下，在其交会处稍微往上的凹陷处，用指腹用力按压即可。

建议按压的 穴位

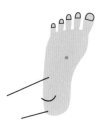

中药建议

体内闷热、
容易暴躁的上火
➡ 黄连解毒汤

肌肤色泽不佳的上火
➡ 温清饮

多汗且易累
➡ 防己黄芪汤

漏尿・尿频

40 岁后的女性，每 3 人就有 1 人有过漏尿经历。
由于症状相当细微，务必从今开始改善，以免恶化。

check list
要注意这些症状

☑ 打喷嚏或咳嗽时会漏尿

☑ 曾经尿急到来不及去厕所

☑ 大笑时会漏尿

☑ 突然想上厕所，
却只排出一点尿液

因骨盆底肌衰退
而引发的漏尿

漏尿可分为两种类型，一是腹部用力的瞬间漏出的"腹压性尿失禁"，另一是突然想上厕所但来不及如厕的"急迫性尿失禁"。急迫性尿失禁者，严重的话可能一失禁便无法停止，直接大量排尿。

漏尿多半是因年龄增长及女性荷尔蒙减少，使得骨盆底肌衰弱的缘故。

尿频是随着年龄增长而出现的
生理障碍

一天排尿 9 次以上，即可算是尿频。除了骨盆底肌松弛导致尿频外，女性荷尔蒙的减少会打乱自主神经，也可能误将尿意传至大脑。

如果出现急迫性失禁和尿频的症状，就可能是膀胱过度活动症惹的祸。要是症状太恼人，最好还是寻求泌尿科或妇科医生的协助。

日常生活的建议
稍微憋一下尿
以改善尿频困扰

产生尿意，却无法马上去厕所

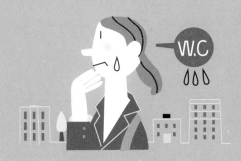

的话，难免会浮躁不安。如果想改善尿频，建议偶尔憋憋尿，以锻炼膀胱的耐力。

用骨盆底肌训练
改善漏尿、尿频问题

骨盆底肌训练，是改善漏尿和尿频最有效的方法。可以先试着做一个月的基本训练，最重要的是要每天实行（见本书 Part 5）。

预防尿频的
水分摄取

● 每天喝水不要超过 2 升。

● 避免过度饮用含大量咖啡因的饮料。

● 避免过度饮用甜橙、葡萄柚等柑橘类果汁。

● 避免饮酒过量。

有效改善尿频的穴位
中极
中极穴可以改善不属于疾病的神经性尿频及儿童夜尿症，热敷穴位也很有效。

中极穴位于肚脐到耻骨中间，肚脐往下 4/5 的位置，就在关元穴与耻骨上方，仰躺着轻轻按压即可。

建议按压的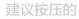

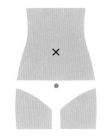

中药建议
伴随腰痛和发冷的尿频
➡ 八味地黄丸
伴随腰痛、发冷、视线模糊的尿频
➡ 牛车肾气丸
尿频且没有活力和体力
➡ 补中益气汤

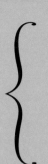

失眠

晚上睡不着，导致白天很容易疲劳且情绪暴躁。
一起来改善就寝前的生活作息吧！

check list
要注意这些症状

☑ 不易入睡

☑ 半夜醒来后
便无法再入睡

☑ 睡眠较浅，
总觉得没睡够

☑ 只要听到一点声音就会
醒来

更年期好发的
失眠困扰

很多人都饱受失眠的困扰，即使睡着了，也往往因为睡眠质量太差而无法消除疲劳。女性荷尔蒙减少导致自主神经紊乱，因此在活动时作用的交感神经，以及在睡眠时作用的副交感神经无法顺利切换，进而引发失眠。而自主神经失调，也同样起因于日常的压力和疲劳。

加上更年期特有的知觉敏感，也会让人因为一点点刺激而醒来，最终造成失眠。

更年期的其他症状
也可能影响睡眠

身体发冷或盗汗等不适症状，会让人因无法顺利入睡而苏醒。其他像忧郁和不安等心理障碍，也是造成失眠的原因。

睡眠时间会随着年龄增加而缩短，所以如果只是比以前更早起，其实不用太过担心。短期的失眠也是人之常情，但如果持续太久，最好还是到睡眠门诊就医。

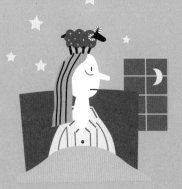

日常生活的建议

泡半身浴来放松身心

泡 15 ～ 30 分钟的温水半身浴，不仅可以让身体从内部温暖起来，还能刺激副交感神经，获得放松的效果。

体温下降会让人产生睡意。所以在睡前 1 小时泡半身浴、充分暖和身体后，直到就寝前，可以在卧室看看书，听听柔和的音乐，做点简单的伸展操等，度过宁静的时光。

睡前的
四个注意事项

● 睡前喝酒会使睡眠质量降低，小酌即可，严禁过量。

● 睡前 1 小时不饮用咖啡、红茶、绿茶等含咖啡因较多的饮料。

● "已经很晚了，该睡了……"千万别像这样坚守就寝时间，只要躺下来，身体就会自然放松准备休息。

● 盯着手机或电脑屏幕，会刺激大脑，导致失眠，电视也要在准备躺下前关掉。

解决失眠的穴位
涌泉、失眠

两者皆是位于脚底的穴位。涌泉穴可以调整荷尔蒙平衡，失眠穴则有安定精神的效果。

涌泉穴位于脚心偏上，脚趾弯起时正中央的凹陷处，用双手拇指用力按压此处即可。失眠穴位于脚跟中间，要用拳头用力敲打这里。

建议按压的 穴位

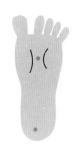

中药建议

失眠导致疲劳累积、身心虚弱
➡ 酸枣仁汤

失眠导致体力不足、失去活力
➡ 归脾汤

神经过敏而无法入睡
➡ 甘麦大枣汤

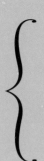

暴躁·低潮

常常因为一点小事就暴躁、心情低落？
更年期的心理状态也需要温柔呵护。

雌激素减少
心情容易不稳定

突然对习以为常的事感到不耐烦、感到强烈不安而陷入低潮，情绪无法稳定，这些都是更年期女性常见的症状。进入更年期后，女性荷尔蒙之一的雌激素会大量减少，因而导致心理方面的不安定。

如果症状严重，最好还是到妇产科求诊，也可以利用 HRT、中药来改善症状。

日常生活的压力太大，会导致自主神经紊乱，心理障碍也会更加严重，甚至影响身心的疲劳程度，务必多加留意。

经前情绪暴躁是女性的本能

经前情绪暴躁是常见的症状，这是排卵后到月经来潮的期间，雌激素分泌减少、黄体酮分泌增加的缘故。

在这段时间内，女性之所以会变得暴躁且具有攻击性，是基于怀孕期间为保护腹中胎儿而产生的动物本能。如果发现自己暴躁的情绪和月经周期有关，就尽量避免在那

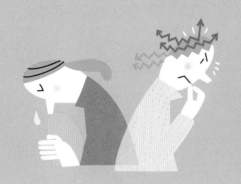

段时期塞满工作或预定行程，放松心情度日吧！

日常生活的建议

找出调适心情的方法

持续地暴躁、闷闷不乐，心情自然无法开朗起来。可以去看电影、逛街、和朋友吃午餐等，到户外转换一下心情。将自己心中的郁闷倾诉给年龄相近的朋友，或许就能豁然开朗了。

芳香疗法可有效改善精神疲劳

负责感受香气的神经，可以就近刺激大脑掌管感情的部位，所以芳香有助于舒缓精神上的疲劳。暴躁的情绪可以通过甜橙、柠檬等柑橘类香气来改善，薰衣草和依兰则有放松精神的效果。

可改善压力性暴躁的穴位
劳宫

劳宫穴是可以调节自主神经的穴位，可有效安抚紧张的情绪。

劳宫穴位于握拳时，中指和无名指尖端抵住的位置，压下去觉得舒适的部分。以这里为中心，用力按压手掌施予刺激。

建议按压的 穴位
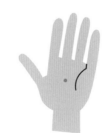

中药建议
月经前后的暴躁和不适症状
➡ 加味逍遥散
更年期的不安、上火、晕眩
➡ 女神散
暴躁并伴随着不安
➡ 抑肝散

难以启齿的
性事烦恼

有性生活方面烦恼的女性不在少数，
尤其是进入更年期以后，
和配偶之间产生微妙的分歧、
精神上不再那么亲密者比比皆是。
要了解彼此的心情，关键就是保持良好沟通。

和伴侣之间的
心思磨合很重要

　　"做爱这件事大概需要持续到多少岁？"你是否也有这样的疑问呢？虽然有些人停经后便不再有性事，但性事并没有特殊的年龄限制，实际上，也有年过 80 依然很享受性爱喜悦的伴侣。

　　关于更年期以后的性生活，有很多女性无法负荷或是不想回应伴侣的需求；反之，也有部分男性对性事毫无渴望。

　　虽说缺乏性生活，但如果彼此都认为不一定非得有性事，当然就不必勉强。但若其中一方渴望性爱而另一方无欲无求，就可能会产生分歧。这不只是因为更年期，性欲强弱本就因人而异，而女性又比男性差异更大。

　　女性想不想有性爱，归根结底在于是否感到有爱情。之所以不想和这个人有性行为，其中有六七成是心理障碍。此外，也有可能是因为女性荷尔蒙减少，才导致性欲减退。

　　先和伴侣好好沟通，既然今后的生活要共同携手度过，就必须努力了解彼此的心情才行。

多数女性的困扰
更年期特有的性交痛

性行为时产生的疼痛，称作性交痛。很多女性在 40 岁后都会有这种困扰，是因为雌激素分泌减少，使阴道内部不够润滑，所以在性交的刺激下会感到疼痛。

有些人只要多摄取大豆制品内含的大豆异黄酮、进行 HRT，即可改善性交痛。

中药方面，尚未到更年期者，可服用加味逍遥散；已经是更年期者，则可服用牛车肾气丸，都能有效治疗性交痛。另外，用润滑剂来辅助也是个选择。

别因为疼痛就不愿意有性事，建议还是定期尝试看看。

阴道若未使用，就会随着年龄增长逐渐萎缩，但性爱可防止这种情况发生，而且还有可能减缓女性荷尔蒙减少的速度。事实上，性事的多寡也会影响外表的年轻程度。就预防身心老化方面而言，最好还是重新思考自己和伴侣的性爱关系吧！

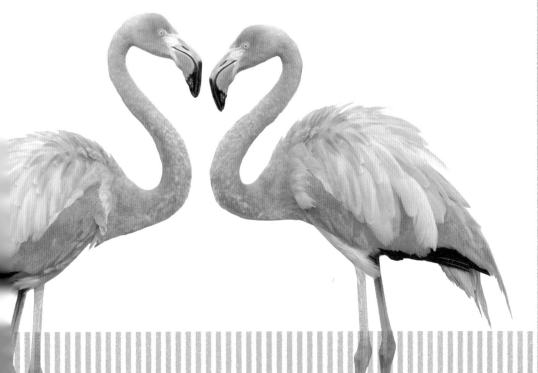

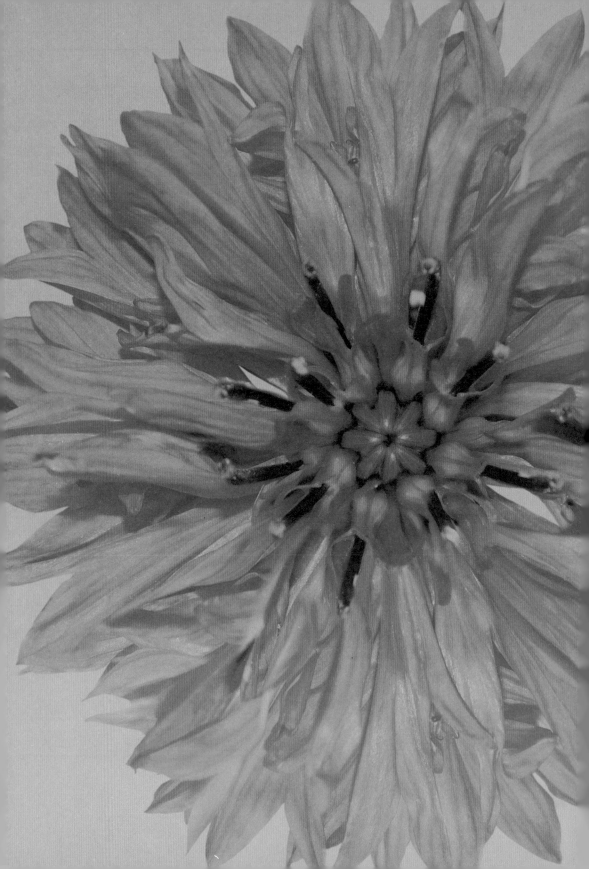

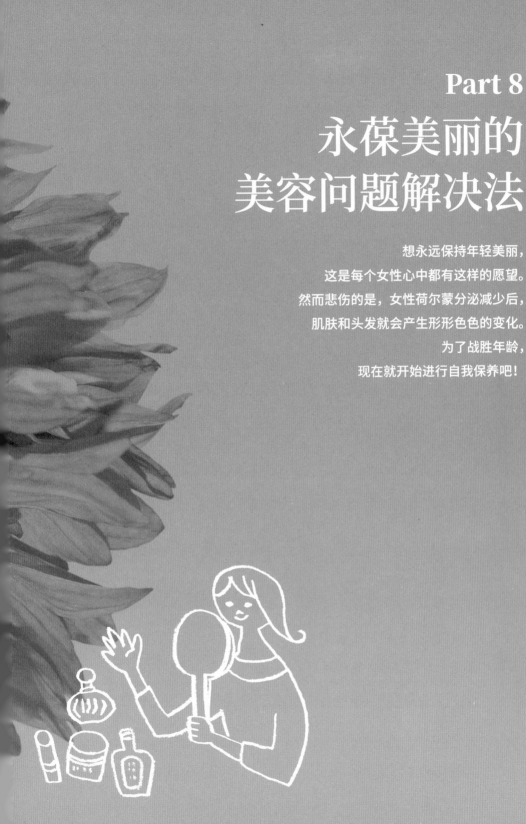

Part 8

永葆美丽的
美容问题解决法

想永远保持年轻美丽，
这是每个女性心中都有这样的愿望。
然而悲伤的是，女性荷尔蒙分泌减少后，
肌肤和头发就会产生形形色色的变化。
为了战胜年龄，
现在就开始进行自我保养吧！

肌肤干燥·瘙痒

肌肤干燥是造成瘙痒、红疹的原因。
除了脸部以外，身体的保湿工作也要做好。

check list
要注意这些症状

☑ 冬天以外双手也很粗糙

☑ 皮肤干燥龟裂

☑ 皮肤刺痛

☑ 皮肤表面
　出现白白的粉状

女性荷尔蒙减少
会造成肤质变化

一般而言，30 岁后的肌肤就会开始干燥缺水。健康的皮肤角质层里大约有 30% 的水分，一旦低于这个比例就是所谓的干性肌。女性在雌激素分泌期间，其保水力多少还可以保护肌肤；但是过了 40 岁后，雌激素的分泌量减少，肌肤干燥的问题也会顿时浮现。

肌肤干燥是造成代谢紊乱、瘙痒和红疹的原因。不仅如此，肌肤的纹理、光泽、弹性等也无法继续维持，使肌肤明显老化。

除了干燥外，不规律的生活、压力、剧烈减肥等，也会造成新陈代谢紊乱，使肌肤出现松弛、暗沉、黑斑等问题。尤其在停经前后、荷尔蒙失调的时期，症状会更为显著。

日常生活的建议

洗澡时
用双手温柔清洗

每天泡澡时，千万不要使劲搓澡，这样会伤害肌肤，使肤质更加干燥。单纯手洗是最好的肌肤清洁方式，而且空手清洗胸部，还能同

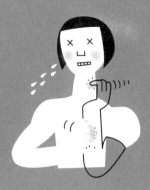

时做乳腺癌自我检查。

　　为避免过度洗去皮脂，用肥皂洗澡的频率以两天一次尤佳。

全身涂抹保湿用品
是基本保养

　　单纯为皮肤表面补水，并不能立即提升干燥肌肤的保湿能力，重要的是补充能够渗入角质层的保湿成分。最好使用含有玻尿酸、神经酰胺等成分的保湿乳霜来保养。

　　不仅脸部需要保湿，全身也要涂抹保湿乳霜。如果昂贵的乳霜无法用得那么奢侈，也可以到皮肤科求诊，请医生开含有凡士林或尿素（类肝素）软膏等保湿剂处方。要解决肌肤干燥问题，与其购买昂贵的保养品，不如直接到皮肤科检查更妥当。

凡士林的用法

凡士林是一种保湿效果极佳的软膏，当作保养品来加以使用吧！因为涂抹后容易感到黏腻，所以很多人都敬而远之，其实只要将软膏抹在手掌上，轻轻搓热再揉开，就可以很容易地涂抹开了。

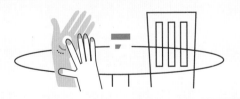

中药建议

干燥引起的肌肤瘙痒
➡ 当归饮子

有促进血液循环、润泽肌肤的效果，还能舒缓干燥引起的皮肤瘙痒。

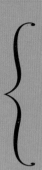

皱纹

皱纹会随着年龄增长而更深，
眉间、额头、眼角、嘴角都是警戒部位。

check list
要注意这些症状

☑ 眼角出现纹路

☑ 额头的纹路加深了

☑ 两边嘴角出现纹路

☑ 一笑就有明显皱纹

形成皱纹的主要原因是紫外线和肌肤干燥

出现皱纹，是因皮下组织失去弹性。年轻时即使挤出笑纹也会复原，但随着年龄增长，皱纹会越来越难以平复，于是逐渐变深。

造成皱纹的主因之一，就是紫外线的UVA（见139页）。提到紫外线，很多人都以为它只会造成黑斑，其实它对皱纹也有不良影响。UVA会深入皮肤深处的真皮层，破坏胶原蛋白及其他纤维等负责保护肌肤弹性的组织。

造成皱纹的另一个原因是干燥。肌肤的保湿力会随着年龄增长而衰退，在眼头和眼角形成许多细小的鱼尾纹。这种因干燥产生的皱纹，只要加强保湿即可消除，但置之不理就可能再也无法恢复，务必多加留意。

日常生活的建议

饮酒要适可而止
以免脸部水肿撑开表皮

你有过晚上喝酒后隔天早上起来脸变肿的经验吗？虽然这种晨间水肿到下午就会自然消退，但水肿

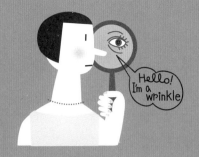

医学美容

在额头和眼角的表情纹里，注射能抑制肌肉活动的肉毒杆菌，即可消除明显的表情纹。法令纹则可以注射玻尿酸，效果比较显著；或是在皮下补充玻尿酸，可使肌肤隆起，让皱纹变得较不明显。

或许有人很讨厌打针，不过年过50岁以后，还是不妨考虑半年注射一次肉毒杆菌、一年打一次玻尿酸的保养方式。

要注意的是，这些医学美容方式并不适用于医保报销，所以费用会因医疗设施、注射的部位和剂量而有所差异。

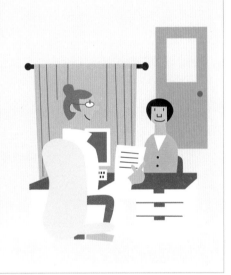

毕竟会撑开表皮，次数过多容易形成细纹，不可忽视。

为了保持美丽，就要想办法调整造成脸部水肿的混乱生活。晚上9点过后避免喝酒，是预防细纹产生的方法之一。不过，我们偶尔也会想尽情畅饮，万一真的不小心喝多了，建议在睡前服用五苓散，可帮助排出多余的水分，避免隔天出现水肿。

中药建议

干燥肌肤的皱纹
➡ 清心莲子饮

- - - - - - - - - - - - - - -

调节水分的"肾"功能一旦衰弱，皮肤就会变干，形成皱纹。有补肾功效的清心莲子饮，可以通过滋润体内来改善皱纹，对尿频和漏尿也很有效果。

肌肤松弛・失去弹性

眼周、嘴角下垂，脸型不再分明，
脸部失去弹性、松垮，就会越来越显老。

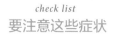

check list
要注意这些症状

- ☑ 下巴下方的皮肤有点松弛

- ☑ 脸颊下垂

- ☑ 脸上的枕头压痕
  要很久才会消失

- ☑ 肌肤按压后
  不会马上回弹

雌激素减少
会使胶原蛋白一并流失

女性荷尔蒙中的雌激素，可以增加肌肤弹性必需的胶原蛋白。但是到了45岁后，雌激素的分泌减少，肌肤的胶原蛋白含量也会降低，导致肌肤失去弹性，开始走向老化。

此外，随着年龄增长而衰退的肌力，也是造成肌肤松弛的原因。不仅是身体肌力，脸部的表情肌也会衰退。表情肌一旦退化，便无法支撑皮肤和皮下脂肪，会渐渐变得抵抗不了重力而下垂。

紫外线和干燥
也是肌肤松弛的原因

除了会破坏胶原蛋白的紫外线之外，还要小心肌肤的干燥问题。肌肤过度干燥，会打乱新陈代谢，导致肌肤失去弹性。

此外，压力、阻碍血液循环的香烟，也是肌肤粗糙的元凶，会让肌肤失去弹性，变得松弛。

日常生活的建议

摄取富含胶原蛋白的保健食品和维生素 C

摄取富含胶原蛋白的食品，会

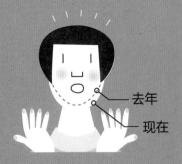

去年

现在

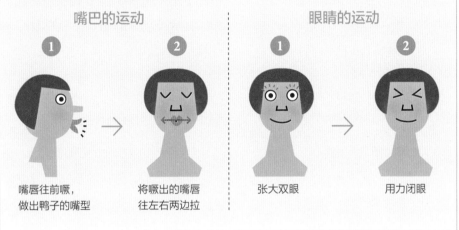

表情肌小运动

如果不多多活动眼周和嘴边的表情肌，它们就会随着年龄增长而逐渐松弛。只要每天做点小运动，即可锻炼表情肌。

嘴巴的运动　　　　　　　　眼睛的运动

1　　　　**2**　　　　**1**　　　　**2**

嘴唇往前噘，　　将噘出的嘴唇　　张大双眼　　用力闭眼
做出鸭子的嘴型　　往左右两边拉

让人有种皮肤变好的错觉，但其实吃下的胶原蛋白并不会直接转换成肌肤的胶原蛋白。它在体内被氨基酸分解后，会成为生成胶原蛋白的原料。如果想提高体内生成胶原蛋白的效率，建议服用含有小分子胶原蛋白（胜肽）的胶原蛋白制品。

另外，也要多多补充黄绿色蔬菜、水果等以帮助摄取维生素 C，进而促进体内生成胶原蛋白。

中药建议

肌肤松弛
➡补中益气汤

肠胃功能不佳、消化吸收不良，会使肌肤失去弹性而逐渐松弛，所以要强化肠胃功能，补充体力和精力。在疲劳时服用，可从体内让全身恢复精力，充满支撑肌肤的"气"。

黑斑

不想让随年龄增加的黑斑多到化妆也无法掩盖，
就一定要通过日常保养来淡化，或是避免它继续增加。

check list
要注意这些症状

☑ 原本淡淡的斑点
越来越黑

☑ 已经做好防晒了，
黑斑还是越来越多

☑ 脸上出现大块的黑斑

☑ 黑斑突然变得很明显

黑斑形成的主要原因
就是紫外线

大家都知道黑斑形成的主因是紫外线。肌肤暴露在紫外线下后，表皮层上专门保护肌肤的黑色素细胞就会产生黑色素，黑色素若透出肌肤表面，即是我们所见的黑斑。

平常在肌肤代谢的过程中，黑色素会随着污垢一起褪去，但年龄增长会导致代谢衰退，于是黑色素便沉淀在皮肤里，形成黑斑。这种由紫外线造成的黑斑，就称作"老年斑"。

脸上的黄褐斑
起因于女性荷尔蒙混乱

30～40岁的女性最常见的，就是名为"黄褐斑"的黑斑。其特征是左右对称出现在颧骨和嘴巴附近，是一种轮廓模糊不清的褐色斑点。

黄褐斑起因于女性荷尔蒙混乱，且可能因压力持续而变得越来越深。如果觉得脸上疑似出现黄褐斑，可向皮肤科医生求诊。

日常生活的建议
首要的抗黑斑方法
是避免肌肤受到紫外线侵袭

黑斑是预防胜于治疗。在紫外

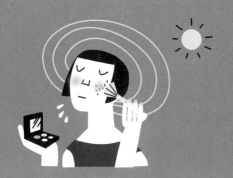

线较多的季节，一定要善用防晒乳、阳伞、帽子、墨镜、抗 UV 服饰等物品，做好物理的防紫外线措施。

防晒乳包装上都有"SPF"和"PA"的标示。"SPF"是"sun protection factor"的缩写，意指能够阻隔紫外线 B 波的系数，最大值可到 50+ ；"PA"则是"protection grade of UVA"的缩写，意指能阻隔紫外线 A 波的系数，效果可从"+"到"++++"，共 4 个阶段。

日常防晒只需使用 SPF20、PA+++ 的防晒乳即可；如果是紫外线过量的户外休闲活动，则建议使用 SPF50+、PA++++ 的防晒乳。

紫外线的小知识

紫外线可分为 A 波（UVA）和 B 波（UVB）两种。

A 波的波长较长，可深入肌肤内里，改变胶原蛋白性质并加以破坏，也是造成皱纹和松弛等老化问题的因素，是一种可以穿透云层和玻璃的紫外线。B 波只会在表皮作用，让肌肤泛红晒伤，是造成黑斑、雀斑、干燥的原因，但会受到云层和玻璃一定程度的阻隔。

紫外线不会产生热能和光线，即使人体暴露在紫外线下也不会有任何感觉。而它不仅是造成黑斑的元凶，也是皱纹、暗沉等肌肤老化问题的大敌。不论处于什么年龄，都应该做好万全的紫外线防护措施。

中药建议

因女性荷尔蒙混乱导致的黄褐斑
➡ 桂枝茯苓丸加薏苡仁

服用可促进血液循环的桂枝茯苓丸，加上有消炎作用的薏苡仁配成的中药。

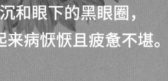

暗沉・黑眼圈

肌肤暗沉和眼下的黑眼圈，
会让你看起来病恹恹且疲惫不堪。

脸部暗沉起于血液循环不良和新陈代谢衰退

肌肤不透亮、色泽偏黑的脸，看起来既不开朗又疲惫不堪。造成这种状态的原因，在于脸部微血管的血液循环不佳。而血液循环不良会使皮肤新陈代谢变差，导致老废角质堆积，使肌肤失去透亮感。

女性荷尔蒙减少，人体新陈代谢就会随之降低，肌肤也会更容易显得暗沉。其他如慢性疲劳、睡眠不足、缺乏运动、发冷、抽烟等，也是造成血液循环不良、肌肤暗沉的原因。

睡眠不足和眼睛疲劳也会造成黑眼圈

睡眠不足和身体不舒服时，往往会形成黑眼圈。黑眼圈是眼周的血液循环恶化所致，由于眼周的皮肤偏薄，所以堵塞发黑的血液就会透过薄薄的皮肤显现出来。

其他像画在眼头的彩妆以及卸妆，都会刺激敏感的眼周皮肤，促进黑色素增生，导致黑斑生成；或是眼下的凹陷和皮肤松弛形成的阴影，看起来也很像黑眼圈。

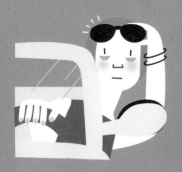

日常生活的建议

促进血液循环
代谢的保养及营养补给

按摩或热敷眼周，是促进血液循环的方法之一。但是要小心，过度按摩反而会使黑色素沉淀，形成黑眼圈。

用热毛巾热敷可有效改善血液循环，不过热敷后必须加强保湿，否则眼周皮肤会变得干燥，引发其他肌肤问题。

想改善暗沉和黑眼圈，应摄取有美白效果的维生素C、促进血液循环的维生素E、含有传明酸的口服药、综合维生素等保健食品都很有效，建议先向皮肤科医生咨询。

促进脸部血液循环的穴位
四白

四白穴是可以促进血液循环、有美肤效果的穴位，能改善脸部暗沉和黑眼圈。用食指轻轻按压，或是用热毛巾热敷也有不错的效果。

四白穴位于眼下，颧骨中央往下一指宽的浅浅凹陷处。

建议按压的

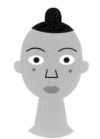

中药建议

整张脸暗沉且身体发冷
➡ 人参汤

可调整肠胃状态的中药，用于改善贫血和手脚冰冷，有恢复气色的作用。

脸部暗沉、全身疲软
➡ 补中益气汤

有助于肠胃运作、补充体力、恢复元气，能促进血液循环，改善脸部暗沉。

发质问题

掉发、白发、没有光泽和弹性，
这些头发问题都会随着年龄增长而增加。

不规律的生活习惯
会使头发提早老化

女性荷尔蒙减少，头发也会随之老化。像掉发增加、发量变少而露出头皮、头发毛躁且没有光泽和弹性等问题，不胜枚举。

头发老化不只是受女性荷尔蒙影响，头皮血液循环不良、缺乏营养也会使其加速恶化。压力过大会阻碍血液循环，也会使营养无法输送至头发，因而产生掉发。

睡眠不足、有抽烟习惯、缺乏营养，也会伤害发质，加速老化。想维持健康发质，使头发不受年龄摧残，就要养成规律的生活习惯。

日常生活的建议
摄取维生素、矿物质
以维持毛发健康

羊栖菜和海带等海藻类富含的矿物质，是保护头发健康的必备营养品；饮食中也不能缺少促进头发生长的优良蛋白质；其他可促进女性荷尔蒙作用的锌、钙、镁也缺一不可。如果饮食中无法顾及所有营养素，可直接服用保健食品，补充效果会更好。

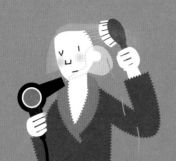

避免头皮受损的洗发习惯

很多人年轻时就有每天洗头的习惯，但是到了 40 岁后，太常洗头会使头皮过度
干燥，导致发量减少或是其他头发问题，因此最好减少洗发的频率。

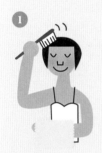

1

洗头前先梳梳头，
刷掉沾在头发上
的灰尘。

2

用手将洗发水搓至
起泡再清洗头发，
之后一定要洗净。

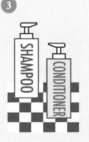

3

选择刺激性成分
较少、对肌肤较
温和的洗发用品。

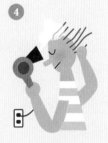

4

头发要尽快吹干，
不要自然风干。

预防掉发的穴位
百会

百会穴是可以促进头皮血
液循环、改善掉发的穴位。
另外，它还有舒缓头痛、
放松心情的效果。

百会穴位于连接两耳与鼻
子往上延伸的线的交会处。
用指腹往下方，以舒适的
力道按压。

建议按压的 穴位

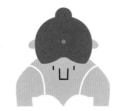

中药建议

掉发过多
➡ 四物汤

- - - - - - - - - - - - - - - - -

可给予头皮充分的营
养，有效预防掉发。

容易疲劳、掉发过多
➡ 桂枝加龙骨牡蛎汤

- - - - - - - - - - - - - - - - -

可有效改善体力不济
时的掉发症状。

143

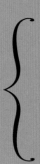

口臭·口干

让人无法忽视的口臭，
在更年期以后，口干的情况会更加明显。

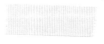

check list
要注意这些症状

☑ 刷牙后依然有口臭

☑ 觉得自己好像有口臭，
无法面对他人

☑ 觉得口干舌燥

☑ 觉得口腔有点黏腻

唾液减少
会使口臭变严重

在睡眠、空腹、承受压力时，唾液的分泌变少，口腔里的杂菌更容易繁殖，使口臭变明显。除了唾液的问题外，疾病也可能是造成口臭的因素。糖尿病、蓄脓症、扁桃体炎等鼻喉疾病或支气管炎等呼吸系统疾病及胃溃疡等消化系统疾病，都会使口臭加剧。

40岁后容易发生的
口腔干燥

因唾液分泌变少引起的口干舌燥，一旦恶化，就可能导致舌头黏在上颚而难以说话、口腔刺痛、无法吞咽食物等症状。

口干虽然可能是糖尿病等疾病或药物造成的副作用，但因更年期女性也经常出现口干舌燥的症状，所以也可能与女性荷尔蒙的减退有关联。

日常生活的建议
补充水分
适度咀嚼口香糖

体内水分减少，唾液的分泌也会下降，进而造成口臭。所以要随

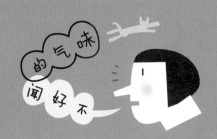

时注意补充水分，以免体内水分不足。最好的补充来源是"水"，绿茶含有杀菌效果的黄酮类化合物，也是不错的选择。

嚼口香糖会催生唾液，所以也有预防口臭和口干的效果。但经常咀嚼含糖口香糖，会提高患蛀牙的风险，因此建议选择无糖口香糖。

做好口腔护理
才能预防口臭

口臭的主因是口腔的脏污。进食后记得刷牙，常保持口腔干净。最好搭配使用牙间刷和牙线，仔细清理牙缝间刷不到的污垢，市面上也有预防口臭专用的牙粉，可以好好利用。

当然，定期看牙医、洗牙是最好的，不仅可以预防口臭，还能预防牙周病。

齿列凌乱者
可矫正牙齿来预防口臭

有磨牙习惯者，经年累月下来牙齿就会深入牙龈中，导致齿列凌乱。齿列变得凌乱的话，不管再怎么刷牙都无法刷干净，结果就会产生口臭。

建议齿列凌乱者，可以进行牙齿矫正。不论年龄多大，只要牙齿够结实，皆可接受矫正。

中药建议

口干舌燥
➡ 麦门冬汤

可以改善舌头表面的口干症状，亦可治疗带有浓痰的重咳、支气管炎等。

麦门
冬汤

牙周病的
预防和对策

女性荷尔蒙和牙周病，
乍看之下毫无关联，
但事实并非如此。
女性荷尔蒙一旦减退，
得牙周病的风险就会升高，
因此一定要切实做好预防措施。

牙周病总在
不知不觉中蔓延

　　牙齿和牙龈间堆积的污垢称作牙菌斑，其中潜藏了无数细菌。这些细菌会产生毒素，造成牙龈发炎

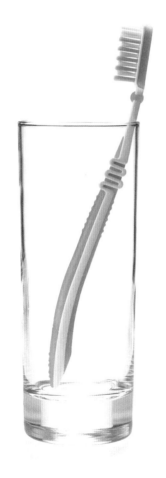

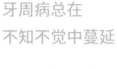

check list
☑ 牙周病的征兆
你有以下症状吗？

☐ 刷牙时，牙龈会出血

☐ 有口臭

☐ 总觉得牙齿变长了

☐ 牙龈变得红肿

☐ 咬不动坚硬的食物

☐ 早上起床时，
　觉得口腔很黏腻

而形成牙周病。牙周病患者的牙龈会变得红肿，刷牙时会出血，持续恶化的话，支撑牙齿的骨骼就会溶解，最终导致牙齿脱落。为避免病情走到这个地步，一定要做好预防工作。

然而不幸的是，牙周病初期并不会出现任何自觉症状。牙龈发炎也不会疼痛，所以往往会在不知不觉中逐渐恶化，务必多加留意。

女性荷尔蒙产生变化时要特别注意牙周病

牙周病也和女性荷尔蒙息息相关。造成牙周病的病菌里，包括借由女性荷尔蒙来吸收营养、增殖的细菌，所以女性在经前和怀孕等荷尔蒙变化较大的时期，特别容易罹患牙周病。

而女性荷尔蒙减少的更年期，会出现口干舌燥的症状。口中唾液变少，细菌就容易滋生，所以得牙周病的风险就会提高，因此也需要严加注意。更年期以后，骨密度下降，支撑牙齿的骨骼会退化，因此更容易受到牙周病的侵袭。

预防牙周病的自我护理

刷牙
饭后要认真刷牙。将牙刷抵在牙齿和牙龈的分界，刷出牙龈沟里的污垢。

清理牙缝的齿垢
用牙线或牙间刷，清理牙齿之间缝隙的污垢。

定期检查
每隔半年到牙科接受定期检查。

骨骼保健
摄取富含钙质以及富含可促进钙质吸收的维生素 D 的食品。

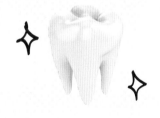

造成牙周病的病菌一旦渗入血液，就有可能加速动脉硬化。随着年龄增长，一定要全面做好预防牙周病的准备。

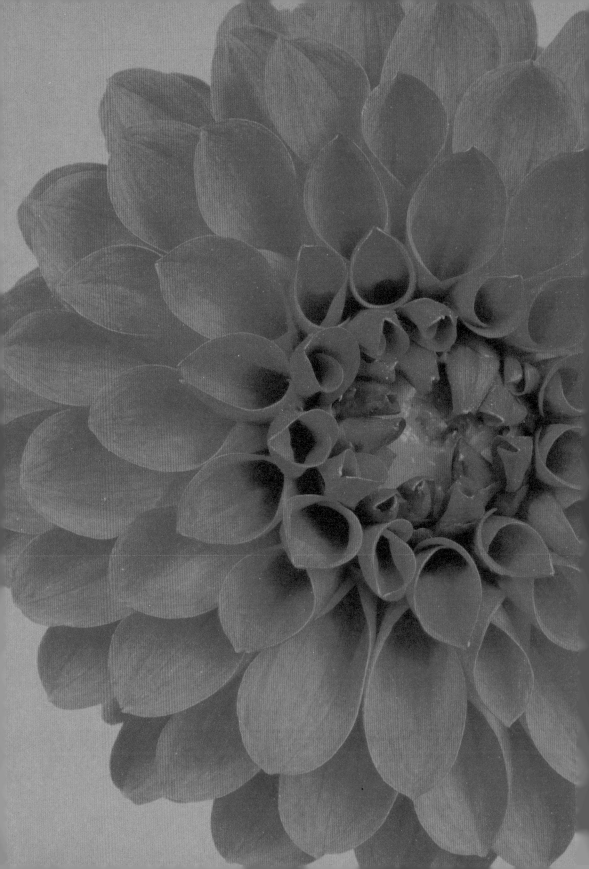

Part 9

你不可不知的
女性荷尔蒙基础知识

明明是自己的卵巢和子宫，
很多人对它们的运作却一无所知。
想与它们和平共处，
就要感受经期带来的身体变化，
掌握其中的运作结构，
确实了解它们的一切。
一起来好好了解女性荷尔蒙的基础知识吧！

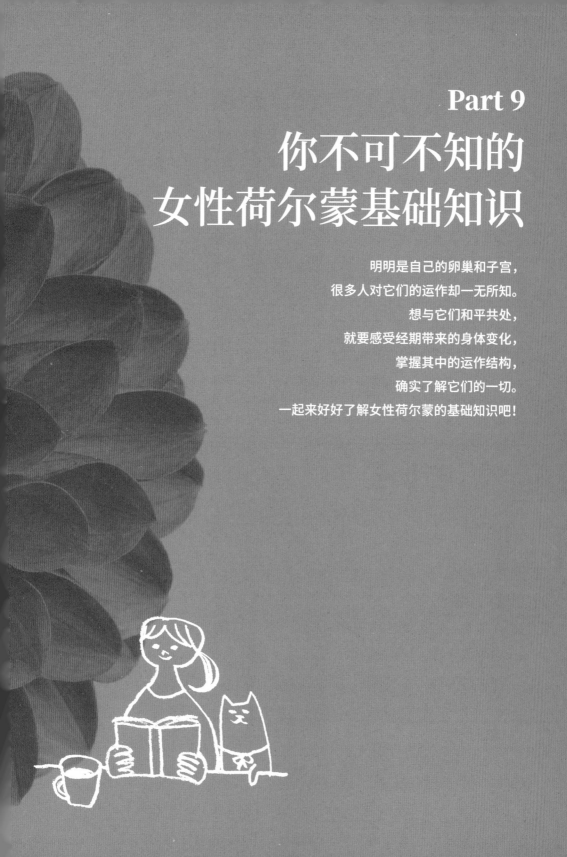

重新认识与女性身体状况
息息相关的子宫和卵巢

骨盆内部
女性特有的内生殖器

内生殖器以子宫、卵巢为主，包括输卵管、阴道在内，是建立月经周期、与女性身体状况息息相关的器官。内生殖器位于骨盆内，子宫在中央，前方是膀胱，后方是直肠。女性之所以会突然尿频、便秘或腹泻，是在月经周期的影响下，子宫和卵巢的状态影响到旁边的膀胱和直肠的缘故。

子宫大小约等同于一枚鸡蛋，大致分为孕育胎儿的子宫体，以及下方延伸的圆柱状子宫颈，形状就像一个颠倒的洋梨；而子宫颈则与阴道连接在一起。

子宫体两侧有输卵管延伸至卵巢，输卵管末端向外展开，能够捕捉卵巢排出的卵子。

卵巢由子宫和骨盆的韧带连接支撑，是只有 2～3 cm 大的小器官。子宫左、右各有一个卵巢，每个月由其中一个排卵。就算其中一个卵巢无法正常运作，只要另一个还能正常活动，就能继续维持卵巢的功能。

※ 外生殖器
女性的生殖器分为位于体内的内生殖器和外观可见的外生殖器。外生殖器由阴阜、大阴唇、小阴唇、阴蒂、尿道口、阴道口、会阴构成。

内生殖器的作用

输卵管

卵子和精子的通道，内侧覆满了绒毛般的细小突起，其活动可将卵子和受精卵运送至子宫。

输卵管壶腹部

一般来说，卵子会在这里受精。

输卵管漏斗部

呈现放射状的输卵管末端。卵巢释出的卵子会从这里进入输卵管。

卵巢

它会分泌两种女性荷尔蒙，也是孕育卵子的器官。卵巢内天生就有数百万个原始卵泡（卵子的雏形），进入青春期后，这些原始卵泡就开始发育、成熟，每个月会有1颗成熟的卵子从卵巢排出，这种现象就是排卵。

子宫体

子宫体内侧覆盖了一层名为子宫内膜的薄膜，每个月会因女性荷尔蒙的作用而增厚、剥落再排出体外。外侧有富伸缩性的肌肉，会因怀孕后胎儿的成长而变大，产后再恢复至原本大小。

阴道

连接外生殖器和子宫的管状器官，为精子、经血、胎儿的通道，内侧有一层黏膜。

子宫颈

子宫颈是阴道的延伸，为精子、经血、胎儿的通道。它会依排卵作用改变分泌的黏液浓度，让精子更容易通过。

※ 卵巢和输卵管又称作子宫附属器。

女性荷尔蒙的分泌
来自大脑的指令

控制女性荷尔蒙的
下视丘

卵巢会分泌两种女性荷尔蒙，但负责指示卵巢分泌荷尔蒙的，则是位于大脑中心，名为"下视丘"※的部位（见92页）。下视丘会对脑垂体※发出指令，使其分泌一种名为"促性腺激素"的荷尔蒙。促性腺激素会通过血液运送，以刺激卵巢分泌女性荷尔蒙。

下视丘、脑垂体、卵巢
三者的联系相当重要

下视丘还有感应血液中女性荷尔蒙含量的作用，它会检查卵巢是否确实分泌出荷尔蒙，再依其分泌量来调节荷尔蒙。

下视丘、脑垂体、卵巢必须各自作用且互相连接，才能使两种女性荷尔蒙均衡分泌。

※ 下视丘
约拇指大小、位于大脑中心的下视丘，能够调整荷尔蒙分泌、自主神经、睡眠、体温、食欲、性欲等，以保护身体机能、维持生命。

※ 脑垂体
约拇指大小、垂挂在下视丘下方的脑垂体，会刺激其他内分泌器官（生成荷尔蒙的器官），分泌大量可促进荷尔蒙分泌的物质。

女性荷尔蒙的分泌过程

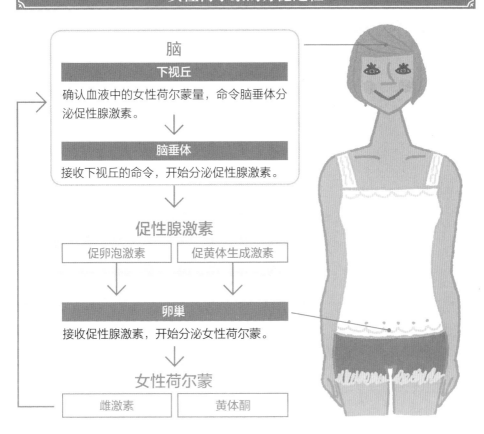

脑

下视丘

确认血液中的女性荷尔蒙量，命令脑垂体分泌促性腺激素。

↓

脑垂体

接收下视丘的命令，开始分泌促性腺激素。

↓

促性腺激素

| 促卵泡激素 | 促黄体生成激素 |

↓　　　　　　↓

卵巢

接收促性腺激素，开始分泌女性荷尔蒙。

↓

女性荷尔蒙

| 雌激素 | 黄体酮 |

两种促性腺激素的作用

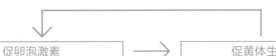

促卵泡激素 → **促黄体生成激素**

刺激卵巢内的原始卵泡，促进其发育的荷尔蒙。卵泡成熟后，就会分泌出雌激素。当雌激素的分泌量超过一定程度，下视丘就会向脑垂体发出分泌促黄体生成激素的指令。

刺激成熟的卵泡，促进排卵。排卵后，卵泡会变成黄体，分泌出黄体酮和少量雌激素。当黄体萎缩、女性荷尔蒙分泌减少后，下视丘就会向脑垂体发出分泌促卵泡激素的指令。

决定月经周期的
女性荷尔蒙分泌的规律

月经周期
可分为四个时期

卵子如果没有受精，原本为着床而增厚的子宫内膜就会剥落，随着血液一同排出，形成月经。青春期过后到停经前，正常情况下月经都会定期来潮。

月经周期一般为25～38天，排卵和子宫内膜的变化会以一定的规律进行；而建立这个周期的，就是接受大脑指令而分泌的荷尔蒙。月经周期依荷尔蒙的分泌量，又可分为卵泡期、排卵期、黄体期、月经期四个时期。

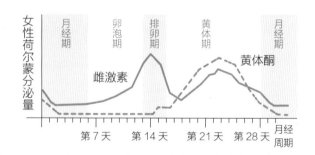

月经周期和女性荷尔蒙的分泌量

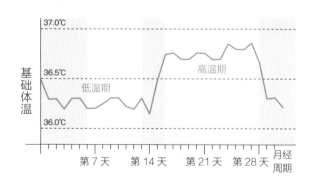

正常的基础体温变化

月经周期的四个变化时期

月经会陪伴你走过很长一段岁月，这个时期的卵巢和子宫会发生哪些变化？请务必好好了解。

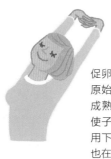

卵泡期

促卵泡激素因脑垂体而分泌，让原始卵泡逐渐成熟的时期。开始成熟的卵泡会促进雌激素分泌，使子宫内膜增厚。在雌激素的作用下，身体状态良好，基础体温也在低温期。

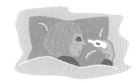

排卵期

卵泡成熟后，雌激素的分泌也达到高峰。于是下视丘命令脑垂体分泌促黄体生成激素，以刺激卵巢排卵。此时白带会增加，甚至可能引发排卵痛、排卵出血。以排卵日为分界，基础体温进入高温期。

月经期

排卵后约两周，如果子宫没有受精卵着床，黄体就开始退化，两种女性荷尔蒙的分泌也会减退；子宫内膜开始剥落，形成月经，基础体温也逐渐下降。下视丘感应到女性荷尔蒙减少，便命令脑垂体分泌促卵泡激素。

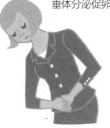

黄体期

在促黄体生成激素的作用下，排卵后的卵泡会变成黄体，分泌出黄体酮。黄体酮会使子宫内膜变厚，准备让受精卵着床，此时的基础体温仍持续处于高温期。由于黄体酮分泌量较多，所以容易使身体出现各种不适症状。

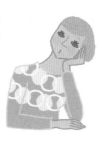

了解每月循环的规律，
与身体变化和平共处

白带的变化
也是掌握规律的重要线索

身体会随着每个月的荷尔蒙变化而反复出现相同的症状，切实了解自己的生理状态，才能做好健康管理和正常活动。而掌握这个规律的线索之一，就是白带的变化。

白带是从子宫和阴道滑出的分泌物，它可以保持阴道湿润，预防细菌侵入阴道，且会因月经周期而产生变化。如果白带的颜色或气味有异，就代表子宫和阴道可能产生了病变，因此每天了解它的状态是相当重要的。

月经结束后，白带会变少，接着随着排卵期的到来而慢慢增加，质地也会变得较稀。排卵期间的白带量最多，且质地呈透明黏稠。排卵前的白带具有弹性，排卵时甚至可能会带点血。到了黄体期，白带分泌会减少，颜色偏白浊，经前的白带也有可能散发异味。

经前到月经期间要休养
滤泡期是减肥的最佳时机

从经前到月经期间，身心特别容易不适，最好避免操劳，好好休息。容易水肿者，则要减少盐分和酒精的摄取。

月经期间血液循环不良，肤色

也会显得暗沉。要注意身体保暖、做点伸展操或简单运动来促进血液循环。此外，肌肤在此时易变得干燥，要充分保湿护肤。如果经痛很严重，千万不要忍耐，可服用止痛药※来舒缓疼痛。

反之，滤泡期的身心皆处于最佳状态，倘若有重大事务，最好尽量安排在这段时间处理。这时肌肤和头发的状态也相当好，可以趁机尝试新的保养品，也很适合染发或烫发。而且身体代谢会提高，正是减肥的最佳时机。

月经周期混乱时
最好前往妇科就诊

月经周期和来潮期间因人而异，并非每次都会保持在同一周期、同一期间来潮。正常的月经周期为 25 ～ 38 天，来潮期间为 3 ～ 7 天。如果时间偏短或偏长，抑或混乱到无法预测月经经期，就要特别当心，这极有可能是荷尔蒙分泌失调，甚至有疾病隐忧。一旦察觉月经状态有异，则建议前往妇科接受检查。

小贴示

月经周期较短的女性
要小心早期停经

当女性荷尔蒙的分泌量随着年龄增长而开始减少，月经周期、来潮期间和出血量也会产生变化。最常见的是周期缩短，但如果 30 ～ 40 岁时月经周期已缩短至 3 周以内的话，就要特别小心。因为体内的卵泡越来越少，可能会使卵巢和子宫提早老化。

卵巢提早老化，会导致早期停经。太早停经，则会加速骨骼和肌肉退化。建议可向妇科求诊，依情况服用避孕药来调经，或是进行其他治疗。

※ 止痛药的用法
等到疼痛出现时才服用止痛药，效果往往不会太好，建议在疼痛加剧前及早服用。在月经期间使用止痛药并不会对身体有不良影响，可安心服用。如果服药后未见起色，最好还是到医院进行检查。

找到能帮你调养身心的家庭医生

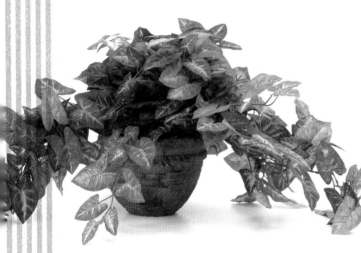

如何找到适合自己的家庭医生

● 选择方便长期前往的地区医院或诊所

● 找出愿意仔细聆听病患说话的医生

● 观察医护人员的态度、医院内的气氛

● 诊疗时，要如实将自己的状态、症状传达给医生，如月经周期、最后一次来潮时间等

● 关于治疗方法，别受网络信息和朋友消息的影响

单纯的咨询也能改善身体不适

女性荷尔蒙减少而引起的不适症状，会以各种方式展现。单从症状难以判断究竟该到哪一科挂号时，可以先到妇科或是女性门诊就医。先检测女性荷尔蒙的数据，如果有必要，再到其他科室接受诊疗。

如果不知道身体不适的原因，心中的不安就会越来越强烈，反而会使症状加剧。相反地，得知身体不适是起因于荷尔蒙变化后，心情就会轻松很多，症状也有可能因此稳定下来。不安引发的压力，是不适的重大原因。女性往往会将自己的事摆在最后，但最好不要隐瞒不适，及早求医尤佳。

找到家庭医生方便随时请教异常症状

维持健康的女性荷尔蒙一旦减退，人体就会更容易生病。建议找个方便求诊的医院，才能及早发现疾病。要是有个家庭医生愿意和你讨论琐碎的小事、长期追踪你的身体状态的话，肯定会令人放心许多。

不过，未必每个人都能马上找到值得信赖的家庭医生。肯定也有人鼓起勇气去了医院，但医生光凭检查结果断定身体无虞，完全不愿听患者多说一句，让人只能沮丧地离开。人与人之间原本就有相处磨合的问题，最好先建立这个认知，别因为一家医院就轻言放弃。

此外，千万别被网络信息和朋友的消息束缚观念，甚至为了找到符合自己观点的医生而不断寻求新的医院。症状的程度和改善方法因人而异，别一开始就直接否定医生的看法。要为彼此建立信赖关系，仔细倾听医生的发言。

更年期以后容易罹患的疾病和主要症状

从更年期开始，容易罹患的疾病会越来越多。如果不小心把它们当作更年期的症状，可能就无法及早发现疾病。如果出现异常症状，别置之不理，请尽快求医。

甲状腺异常
心悸、气喘、多汗

- - - - - - - - - - - - - - - - - -

高血压
晕眩、血压上升

- - - - - - - - - - - - - - - - - -

冠状动脉疾病（狭心症、心肌梗死）
心悸、气喘、胸痛

- - - - - - - - - - - - - - - - - -

骨质疏松症
腰痛、背痛

- - - - - - - - - - - - - - - - - -

类风湿性关节炎
关节痛、倦怠感

- - - - - - - - - - - - - - - - - -

糖尿病
喉咙干渴、倦怠感

- - - - - - - - - - - - - - - - - -

子宫体癌、卵巢癌
异常出血、月经异常

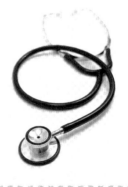

你不可不知的
女性疾病

即便是一直对身体健康很有自信的人，

随着年龄增长，患病的疑虑也会越来越多。

大多数疾病只要早点发现、加以治疗，便可成功改善。

了解女性疾病及更年期后逐渐产生的病痛，

更有助于早期预防。

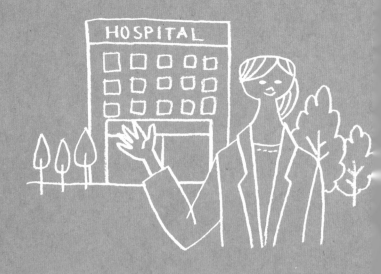

子宫肌瘤

这是什么病?

这是在子宫的肌肉上，长出块状肿瘤的疾病。肿瘤多半是良性，因此并不会造成生命危险；但仍要注意极少数的恶性子宫体肉瘤。

子宫肌瘤多半没有自觉症状，如果没有明显症状，便没有治疗的必要，因此很多人都能平安度日，未曾发觉肿瘤的存在。

虽然目前尚无法断定为何会产生肌瘤，但它会在女性荷尔蒙的雌激素影响下变大，停经后则会自然缩小。

容易长出子宫肌瘤的三个部位

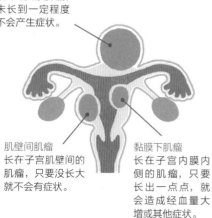

浆膜下肌瘤
长在子宫表面浆膜下方的肌瘤，未长到一定程度不会产生症状。

肌壁间肌瘤
长在子宫肌壁间的肌瘤，只要没长大就不会有症状。

黏膜下肌瘤
长在子宫内膜内侧的肌瘤，只要长出一点点，就会造成经血量大增或其他症状。

根据肌瘤生长的位置，可分为"肌壁间肌瘤""浆膜下肌瘤""黏膜下肌瘤"三种类型；另外还有同时长出多颗肌瘤的"多发性子宫肌瘤"，肌瘤最小只有米粒大小，最大甚至可能超过 10 kg。

肌瘤的症状会依生长部位和大小而异，主要症状为痛经和经血量增多。出血太多会引发贫血；而肌瘤长大又会压迫到膀胱和肠道，让人频频跑厕所或是便秘。

检查、治疗法

子宫肌瘤可通过内诊和超声波检查来诊断；但如需判别子宫腺肌瘤和子宫体肉瘤等，则需要进行 MRI 检查。

治疗方法有追踪观察、药物治疗、手术治疗三种，若症状轻微，就只需做定期检查的追踪观察。

药物治疗有两种，一是使用镇痛剂和贫血治疗剂的对症疗法，另一种是使用荷尔蒙平衡剂、抑制荷尔蒙分泌来避免肌瘤肿大的荷尔蒙疗法。

倘若药物治疗无效，或是肌瘤大过拳头，则需要进行手术治疗。手术有摘除整个子宫的子宫摘除术，以及只切除部分肌瘤的肌瘤核除术。近年医院多半使用腹腔镜来进行手术。

子宫内膜异位症

这是一种类似子宫内膜的组织，是在子宫腔以外的地方增生的疾病。

子宫内膜会随着女性荷尔蒙的作用而周期性增生，为怀孕做准备。如果没有怀孕，它就会剥落，从阴道排出体外，形成月经。但是类似子宫内膜的组织一旦长在子宫腔以外，则即使剥落也无法排出体外，结果就会堆积在体内。于是这些堆积的老废血液引起发炎或是和周围的组织黏在一起。

目前还无法确定子宫内膜异位症的原因，只能推测经血逆流是其原因之一。经血逆流不是罕见的现象，有九成以上的女性都会发生，因此凡是有月经者都可能罹患子宫内膜异位症。月经次数越多，病发风险就越高。

子宫内膜异位症的主要症状，为月经来潮时会产生剧烈的痛经，如果痛经到连止痛药也无法舒缓，就会导致日常生活障碍。此外，它还会引起腰痛、头痛、恶心，甚至造成不孕。

子宫内膜异位症会发生在体内各处，腹膜、卵巢、直肠子宫陷凹

（子宫和直肠之间的凹陷处，又称道格拉斯陷凹）三处是最容易发病的部位。

子宫内膜异位症并不会直接危害生命，且会随着停经不治而愈。但发生在卵巢的子宫内膜异位（卵巢巧克力囊肿）可能会转化成卵巢癌，必须进行追踪观察。

容易罹患子宫内膜异位症的三个部位

卵巢　会有褐色、黏稠的血液堆积在卵巢，故又称作"卵巢巧克力囊肿"，痛经和小腹疼痛的症状较严重。

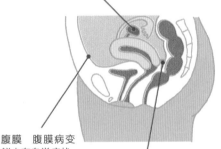

腹膜　腹膜病变鲜少有自觉症状，症状普遍比较轻微，多半是通过不孕治疗的腹腔镜检查才会发现。

直肠子宫陷凹　别名"道格拉斯陷凹"，直肠子宫陷凹深部病变会造成排便痛、性交痛。

虽说子宫内膜异位症必须使用腹腔镜，直接深入体内病巢才能确诊，但几乎所有病例都是以超声波、血液检查等临床诊断来决定治疗的方针。

主要治疗方法有药物治疗和手术治疗。药物治疗需使用荷尔蒙平衡剂，控制月经来潮以避免子宫内膜增生。如果药物治疗无效，或是卵巢巧克力囊肿过

大，就必须采取手术治疗。手术又分成只摘除卵巢的保存手术，以及将子宫和卵巢等全部摘除的根治手术。

子宫内膜异位症会为经期带来剧烈的疼痛，直到停经以前，患者必须与它共度漫长岁月。患者须审慎考量从病发到停经的年数，再配合症状及年龄决定治疗方法。

萎缩性阴道炎

这是什么病?

女性荷尔蒙随着停经而减少后，阴道黏膜下的胶原蛋白生成量也会减退，使阴道内壁变得薄弱，再加上阴道保持内部酸性、以防细菌侵入的作用会减弱，阴道内壁因此出现持续发炎的状态，就称作萎缩性阴道炎，别名"老年性阴道炎"。这种病常出现于正在进行抑制女性荷尔蒙的药物疗法以预防子宫肌瘤和乳腺癌的女性。

阴道会出现刺痛、瘙痒，若挠抓出伤口造成细菌感染，症状会更加恶化；此外，还会分泌大量黄色异臭的白带，且阴道黏膜过干、容易受伤，所以也会导致性交痛。

检查、治疗法

治疗萎缩性阴道炎之前，一般应先进行细菌检查和子宫癌检查。治疗方面，使用雌激素或抗生素的阴道塞剂等都可以减缓症状，HRT 也很有效。

盆腔脏器脱垂

这是什么病?

膀胱、子宫、直肠脱离正常的位置，从阴道口滑出，依器官又分别称作膀胱脱垂、子宫脱垂、直肠脱垂，总称为盆腔脏器脱垂。

因为骨盆底的韧带和肌膜受伤、骨盆底肌群的肌力衰退松弛等因素，患者会出现漏尿和尿频症状，造成排尿和排便困难。

检查、治疗法

患者初期可以靠训练骨盆底肌群（见80页）来改善。但如果症状较为严重，则可将"子宫托"放入阴道、支撑子宫，或是直接进行手术。

卵巢囊肿

这是什么病?

指长在卵巢上的良性肿瘤。虽然卵巢很容易长出较大的肿块,但其中有八成都属于良性。一般卵巢只有2～3cm大,但肿瘤最大可长到30cm以上。

卵巢囊肿是指卵巢里长出囊袋状的组织,在里面堆积了血液、黏液和脂肪,因而越肿越大。依其中堆积的物质,又分为浆液性囊肿、黏液性囊肿、皮样囊肿等。

初期几乎没有自觉症状,多半是肿大到腹部膨胀时才会发觉。此外,接受子宫癌筛检或其他疾病检查时,也可能会偶然发现。有些人还会产生单侧腹部钝痛、腰痛、尿频等症状。

卵巢囊肿一旦大到直径超过5～6cm时,卵巢就可能会发生从根部开始扭转的卵巢囊肿扭转,引发剧烈的下腹痛和恶心,甚至可能导致休克。

检查、治疗法

最重要的是区分长出的肿瘤,究竟是良性还是恶性的卵巢囊肿。

通过超声波检查,可以观察肿瘤的大小和类型,大致能够判断它是恶性还是良性。如为恶性肿瘤,检查时可以看到像肿包一般的团块,称作充实性肿瘤。不过也有肿瘤是介于良性和恶性之间的。

另外,通过血液检查可得知肿瘤标志物的数值,作为诊断依据。在不同情况下,亦可通过磁共振成像(magnetic resonance imaging,MRI)检查进一步查出肿瘤的性质。不过,也有最终需要切除肿瘤进行病理检查才能判别良性或恶性的病例。

倘若检查结果推定为良性肿瘤,只要肿瘤还小且不感到疼痛,即可采取追踪观察。然而即使诊断为良性,肿瘤也有可能逐渐肿大、转为恶性,因此必须定期接受超声波和肿瘤标志物检查。

如果肿瘤可能为恶性,或是大小在5～6cm以上,就必须考虑进行手术。手术有只切除肿瘤的囊肿核除术,以及摘除卵巢和输卵管的附属器切除术。如果囊肿与周围的内脏黏合,甚至可能必须连子宫一起摘除。

卵巢癌

这是什么病?

这是指长在卵巢上的恶性肿瘤。由于病情进展时几乎不会引发自觉症状，故又被称作"沉默杀手"。

卵巢癌的风险在 40 岁后会增加，尤其以 50 多岁的患者最多，但也不乏十几岁就发病的案例。

卵巢癌难以靠检查发现，多半是在病情已经相当严重时才会发觉。长大的肿瘤会使腹部明显突出，容易让人误以为自己发胖。它还会压迫膀胱，导致尿频，因此也常常被人当作是年龄增长的症状。

但若卵巢癌发现得太晚，便难以根治。接受子宫癌筛检时，建议请医院同时用超声波观察卵巢的状态。

造成卵巢癌的原因尚不明确，但至少可以确定，服用避孕药能降低患卵巢癌的风险。可以推测，排卵次数越多，发病风险就越高。

卵巢癌也有各种不同的类型，最常见的是长在卵巢上皮的上皮性卵巢癌；易发于年轻世代的，则是长在卵巢胚胎上的胚胎性卵巢癌。

检查、治疗法　通过超声波和血液检查得知肿瘤标志物的数值，即可判别肿瘤属于良性还是恶性。如为恶性肿瘤的可能性较高，则须进行 MRI、CT（computed tomography，电子计算机断层扫描）检查，进一步了解肿瘤的性质。由于最终还是必须靠手术切除肿瘤、进行病理检查才能准确诊断，因而无法判断肿瘤是否为恶性或是有恶性的疑虑时，多半会直接实行手术治疗。

手术原则上采用切除输卵管、子宫、两侧卵巢、淋巴结等所有部位的根治手术。如癌症尚在初期，癌细胞仍停留在卵巢内，也可能只切除有肿瘤的单侧卵巢和输卵管。

卵巢癌的发展速度很快，细胞也容易转移，因此手术后仍须继续使用抗癌剂进行化学疗法，多半可以有效控制卵巢癌扩散。

卵巢癌风险提高的主要原因

● 家族里曾有人罹患过卵巢癌

- -

● 未曾怀孕生产

- -

● 很晚才停经

- -

● 饮食习惯摄取高脂肪和高蛋白质

子宫颈癌

这是什么病?

指长在子宫入口——子宫颈部的恶性肿瘤,病因是通过性交感染人乳头瘤病毒(human papilloma virus,HPV)。

罹患子宫颈癌的高峰在35～40多岁,但由于近年性交年龄有下降的趋势,因此20多岁的病患也逐年增加。

人乳头瘤病毒有许多种类,其中也包括致癌风险较高的病毒。但并不是只要感染这些高风险病毒,就一定会得子宫颈癌。因为从感染到病发需要数年到数十年,而病毒可能会在这段时间内遭到人体自身免疫力消灭。

子宫颈癌初期几乎没有症状,所以大多数人都是在病情严重时才察觉。少数人会出现白带中混有血丝、异常出血、性交后出血等症状。缺乏自觉症状的早期子宫颈癌,多半是通过筛检或怀孕时的初期检查才得以发现。

子宫颈癌,也是唯一可以通过疫苗接种来预防的癌症。

检查、治疗法

子宫颈癌在产生癌细胞之前,会出现细胞异常生成的现象。如果在检查时发现这种异常生成,即可通过HPV检查、阴道镜检查(用子宫阴道内窥镜进行的检查)、组织切片等方法来诊断。即使发现细胞异常生成,但只要没有感染高风险病毒,只需追踪观察即可。

治疗原则上会先用手术切除癌细胞,之后再依据癌症的发展状况,采取放射线治疗或使用抗癌剂的化学治疗。

子宫颈癌风险提高的主要原因

● 未曾接受子宫颈癌筛检
- - - - - - - - - - - - - - - -
● 有多个性伴侣
- - - - - - - - - - - - - - - -
● 怀孕、生产次数较多
- - - - - - - - - - - - - - - -
● 长期服用避孕药
- - - - - - - - - - - - - - - -
● 患有披衣菌引发的性病
- - - - - - - - - - - - - - - -
● 吸烟

子宫颈癌检查

子宫颈癌是定期接受筛检,即可及早发现的癌症。只要及早发现,便有完全根治的机会。

凡是有性经验者,不论次数,都有罹患子宫颈癌的风险。大部分地区都会发送免费检查通知,建议积极前往接受筛检。

子宫体癌

这是什么病?

这是发生在子宫体的恶性肿瘤,又分为长在子宫内膜的子宫内膜癌,以及在子宫肌上的子宫体肉瘤。有95%以上的子宫体癌症为子宫内膜癌。

子宫体癌的发病原因与女性荷尔蒙有关,易发于已停经的50岁后女性。

一般来说,子宫内膜会配合月经周期反复增殖、剥落,而更年期的女性荷尔蒙混乱,会使得子宫内膜无法剥落,持续增殖,这种情况叫作子宫内膜增殖症。增殖过多的内膜,长期下来会造成细胞变异,甚至发展成癌症。

和初期几乎没有症状的子宫颈癌不同,子宫体癌大多会出现异常出血的状况。然而因更年期月经周期会变得混乱,于是有不少人误以为是月经,未能察觉子宫体癌的发展,结果延误发现的时机。

一旦停经后有异常出血的情况,千万别放着不管,务必前往妇产科就医,才能及早发现。

检查、治疗法

在细胞诊断和超声波检查中如发现异常,就需要采集子宫内部的组织,进行更详细的化验。

一般而言,治疗有手术、放射线疗法、化学疗法、荷尔蒙疗法等,手术治疗会摘除子宫、卵巢、输卵管和淋巴结,且会为摘出的细胞进行病理检查,以确认癌症发展的阶段。

如术后发现有复发风险,就会采取放射线疗法,或使用抗癌剂进行化学疗法。荷尔蒙疗法仅适用于癌症初期且有计划怀孕的患者。

子宫体癌风险提高的主要原因

● 停经期前后

● 月经不调或无排卵期偏长

● 未曾怀孕生产

● 曾罹患过乳腺癌

● 肥胖、糖尿病、高血压

子宫体癌检查

子宫颈癌筛检实施对象为30岁以上的女性;子宫体癌则是经医生判断有检查的必要时,再依本人意愿决定是否进行筛检。

子宫体癌的检查,需要刮取子宫内部的细胞来化验,不一定能够顺利采集到异常的细胞。因此即便检查后没有异常,也无法一劳永逸,风险较高者最好定期接受筛检。

乳腺癌

这是什么病?

乳腺癌是发生在乳房的癌症,为女性最容易罹患的癌症,而且患者有逐年增加的趋势。35岁以后发病者越来越多,乳腺癌诊断年龄约介于45～49岁,但小于35岁的年轻型乳腺癌患者比例也有9%,千万别仗着年轻就疏忽大意。

乳腺癌的发生和雌激素关系匪浅,雌激素分泌时间越长,风险就越高。遗传也是一大原因,所有患者中有5%～10%属于遗传性乳腺癌。因家族中有乳腺癌病史,导致自己可能有遗传性乳腺癌的风险时,亦可考虑接受基因检查来确诊。

初期乳腺癌不会感到疼痛,主要症状为乳房出现肿块,其他症状则有乳头出现混有血丝的分泌物、乳头或乳房出现橘皮样、腋下肿胀等。

检查、治疗法

乳腺癌罹患率虽高,但只要早期发现和治疗,即可完全康复。因此,最重要的是利用地区或职场的健康检查,定期接受筛检。如果家族中曾有人罹患乳腺癌,最好从年轻时就开始接受检查。

一般会先进行视诊、触诊和乳房摄影术。乳房摄影术是乳房专用的X射线检查,可以发现手指摸不出的细微病变。不过,乳腺发达的停经前女性,利用超音波检查比较容易发现癌症,因此很多人都会兼做超声波检查。一旦有乳腺癌疑虑,就要再进一步做细胞诊断、组织切片等精密检查。

治疗方法须依患者的癌症阶段和类型来决定。最基本的是切除肿瘤的手术,再搭配荷尔蒙平衡剂或抗癌剂的药物治疗、放射线治疗。由于新型药物陆续在研发,因此治疗方式也日新月异。

乳腺癌风险提高的主要原因

● 初经过早

● 未曾怀孕生产

● 初次生产年龄偏高

● 太晚停经

● 停经后肥胖(因脂肪组织会催生雌激素)

● 母亲或姊妹曾罹患乳腺癌

● 过量摄取酒精

乳腺癌的自我检查

　　乳腺癌是可以自行发现的癌症，多注意自己的乳房变化，就能及早发现。最好每个月一次、在月经后一周内进行自我筛检，此时乳房较为柔软，不会感到疼痛。即使发现硬块或异常，也未必就是乳腺癌，冷静就医即可。

照镜子检查外观

照照镜子，仔细观察乳房。抬起手、放下手，从侧面观察，以各个状态、角度仔细确认。

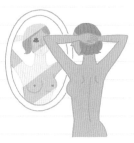

用触诊检查硬块

用手指按压乳房，检查是否有不明硬块。

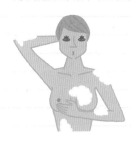

洗澡时，抹上肥皂再触摸，更易于手指移动检查。

平躺后在肩下垫一个枕头，让乳房扩张，更容易触摸检查。

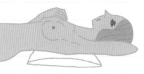

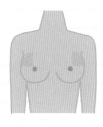

有近50%的乳腺癌发生在乳房外侧偏上。

☑ 检查重点

☐ 乳房的大小和形状有变化吗？

☐ 有没有哪里肿起来？

☐ 有没有哪里出现凹陷或橘皮样？

☐ 颜色有没有变化？

☐ 有没有哪里出现湿疹或溃烂？

☐ 乳头有没有凹陷？

☐ 乳头是否有分泌物？

触诊的重点

● 用四根手指指腹按压在乳房上，先以画圆的方式滑动，再上下滑动，摸遍每个地方。

● 从锁骨下方到腋下，触摸整个乳房四周。

● 特别留意癌细胞易发的乳房外侧上方。

● 捏捏乳头，确认是否有分泌物。

容易与更年期症状混淆的其他疾病

控制血压，同时还要减少盐分摄取、减肥和缓解压力，改善生活习惯也是很重要的。

高血压

这是什么病？

高血压的基准是收缩压在140mmHg以上、舒张压在90mmHg以上。只要其中一方超过基准值，就是高血压。如果不进行治疗，会对血管和心脏造成负担，甚至引发动脉硬化、心肌梗死或脑出血。

高血压的主要原因，有盐分摄取过量、肥胖、压力等，且血压会随着年龄增长而升高。当女性体内有保护血管作用的雌激素开始减少以后，就算是长期低血压的女性也不可疏忽大意。高血压的自觉症状有头晕、肩膀酸痛、头痛，但绝大多数是毫无症状。

检查、治疗法

我们常常会遇到血压突然升高的情况，但高血压是不论怎么测量，血压都会超过基准值。而且它多半不会产生自觉症状，因此必须定期测量血压，才能在早期发现。

治疗方面，可使用降血压剂来

糖尿病

这是什么病？

这是一种血液中的糖分浓度失控、持续处于高血糖状态的疾病。其中又可分为制造胰岛素的细胞遭破坏、导致无法促进糖分代谢的1型糖尿病，以及卡路里过量、肥胖等生活习惯造成胰岛素分泌和运作变差的2型糖尿病。95%以上的患者是2型糖尿病患者。

患者初期没有自觉症状，随着病情的发展，容易出现疲倦、口干舌燥、尿量和次数增加、暴瘦等症状。但最可怕的还是并发症，严重者会出现手脚麻痹、失去知觉的糖尿病性神经病变；可能会失明的糖尿病视网膜病变；以及病情恶化就必须洗肾的糖尿病肾病变，这些都是高血糖导致末梢动脉硬化而引发的疾病。

检查、治疗法

经过血液和尿液检查，一旦有糖尿病的疑虑，患者就要服用葡萄糖液进一步检测血糖值变化，也就是葡萄糖负荷实验。

治疗有饮食疗法、运动疗法、药物疗法三种，普遍是从饮食疗法和运动疗法开始着手。医生会依每位患者的状况，明确饮食和运动的内容，因此自我管理非常重要。如果血糖值仍无法恢复，就要进行药物治疗。

甲状腺功能亢进

这是什么病？

甲状腺是一种内分泌器官，会分泌可促进新陈代谢的甲状腺激素，位于喉结的正下方。甲状腺作用发生异常、甲状腺激素分泌过剩或减少，都会导致甲状腺机能障碍，而女性患者又较男性更多。

甲状腺激素分泌过剩，称作"甲状腺功能亢进症"。症状有甲状腺肿大、发汗、心悸、暴躁、容易疲劳、体重减轻等，甚至还会使眼球突出。代表疾病为弥漫性毒性甲状腺肿。

甲状腺激素分泌过少则称作"甲状腺机能低下症"，代表疾病为桥本氏甲状腺炎。症状有代谢变差、皮肤干燥、发冷、困倦、水肿、体重增加等，说话速度会变慢。

检查、治疗法

先检测促甲状腺激素（thyroid stimulating hormone，TSH）。如果TSH异常，就会进行甲状腺触诊、抽血检验荷尔蒙数值等，必要时会使用超声波和 CT 等影像检验进一步治疗。

弥漫性毒性甲状腺肿的治疗有药物疗法、手术疗法、放射性碘内服疗法，一般先从药物疗法开始；如为甲状腺机能低下症，则是通过荷尔蒙平衡剂来补充甲状腺激素。

梅尼埃病

这是什么病？

这种病会让人突然产生天旋地转的剧烈晕眩，导致恶心想吐，且晕眩会在 30 分钟到数小时之内反复发生，有时还会伴随耳鸣或重听等症状。

症状起因为内耳出现水泡（膜迷路水肿），但目前还无法确定其成因。易发于 30～50 岁者，可能是压力或睡眠不足引起。

检查、治疗法

主要的治疗方法是服用舒缓晕眩的药物，但最重要的还是缓解压力、补充睡眠，保持身心放松舒适。如果晕眩太过频繁，亦可接受淋巴水肿的切除手术。

索引
Index